MAYO CLINIC GESUNDHEITS-BRIEF

VERLÄSSLICHE INFORMATIONEN FÜR IHRE GESUNDHEIT

Kursbuch Alterskrankheiten

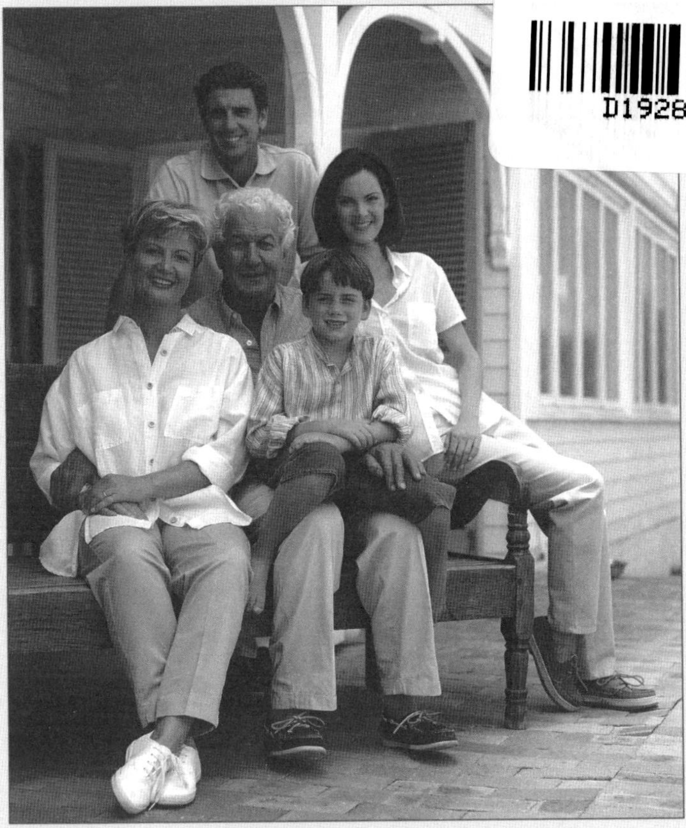

MAYO CLINIC Health Information

FID Gesundheit

IMPRESSUM

Mayo Clinic Gesundheits-Brief

2. Auflage 2008

Wissenschaftlicher Herausgeber: Priv. Doz. Dr. von der Ohe, Katholisches Klinikum Duisburg, akademisches Lehrkrankenhaus der Universität Düsseldorf

Stellvertretender wissenschaftlicher Herausgeber: Prof. Dr. H. Frohmüller, Universitätsklinik Würzburg, Urologie

Verlag: FID Gesundheit, ein Unternehmensbereich der FID Verlag GmbH www.fid-verlag.de; Internet: www.fid-gesundheitswissen.de

Geschäftsführer: Jörg Ludermann

Leitung FID Gesundheit: Dr. Karin Schott

Redaktion: Volkmar Michler, Dr. Pascal Eitner, Dr. Heidi Fritz-Langen

Satz: Hermann J. Heuser, Rheinbach

ISBN-10: 3-932017-35-8

ISBN-13: 978-3-932017-35-3

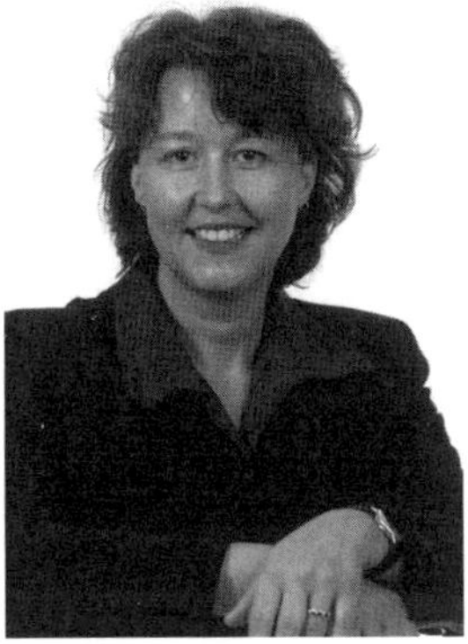

Dr. Karin Schott

Liebe Leserin, lieber Leser,

können Sie sich vorstellen, in ein paar Jahren zusammen mit Ihren Enkeln zu joggen? Die Wahrscheinlichkeit ist gar nicht so gering, wie Sie vielleicht glauben. Denn die durchschnittliche Lebenserwartung in den Industrieländern nimmt ständig zu: Frauen haben heute eine Lebenserwartung von 86,5 Jahren, Männer von beinahe 80 Jahren. Damit liegt die Lebenserwartung um über 30 Jahre höher als für die Menschen, die vor 100 Jahren geboren wurden.

Doch sind ältere Menschen überhaupt so aktiv und zufrieden? Die Antwort ist eindeutig: Ja, sind sie. Vor einigen Jahren hat das Familienministerium dazu eine groß angelegt Studie vorgestellt, die zu einem erstaunlichen Ergebnis kam: Auf die Frage, wie sehr zufrieden, sie mit ihrem Leben seien, antworteten in der Altersgruppe der 40- bis 54-Jährigen mit „eher ja" 52% und mit „Ja" 32%. Die gleiche Frage wurde Menschen zwischen 70 bis 85 Jahren gestellt. Mit „eher ja" antworteten 45%, „ja" gaben sogar 38% an. Ebenso hat sich bei dieser Alteruntersuchung auch gezeigt, dass Menschen im Alter sehr häufig noch aktiv sind.

Damit auch Sie sich im Alter über eine aktiv und zufrieden gestaltete Lebenszeit freuen können, möchte Ihnen der *Mayo Clinic Gesundheits-Brief* ein verlässlicher Partner in allen Gesundheitsfragen sein. Dazu haben wir für Sie dieses **Kursbuch der Alterskrankheiten** zusammengestellt. Darin finden Sie von Arthritis über Herzinsuffizienz bis hin zu Prostata-Problemen alle wesentlichen Bereiche, die im Alter wichtig sind.

Gerade für medizinische Laien ist es sehr schwierig, aus den teilweise sich widersprechenden Gesundheitsinformationen die wirklich verlässlichen Informationen herauszufiltern.

Die Mayo Clinic hat deshalb einen anderen Weg gewählt. Bevor die Mayo Clinic als eine der größten und renommiertesten Privatkliniken mit medizinischen Durchbruchmeldungen an die Medien geht, ist ein langer interner Prüfungsprozess abzulegen. Dabei werden immer auch die Ergebnisse anderer medizinischer Studien überprüft und kritisch unter die Lupe genommen. Das Resultat dieser erneuten internen Prüfung hat Gewicht und wird nicht nur von der medizinischen Fachwelt beachtet.

Denn die Mayo Clinic mit Hauptsitz im Bundesstaat Minnesota sowie weiteren Kliniken in Floria und Arizona verfügt über eine der weltweit größten Patientendatenbanken überhaupt, die seit Jahrzehnten gepflegt und ausgebaut wird. Einer Studie mit 500 Patienten können deshalb sehr schnell die Ergebnisse von 5.000 Patienten entgegen gesetzt werden. Auf diese Weise erfahren Sie, was wirklich relevant und zuverlässig ist.

Das gilt auch für den *Mayo Clinic Gesundheits-Brief,* der einem ähnlich strengen Kontrollprozedere unterliegt. Allein an der englisch-sprachigen Ausgabe, die von der deutschen Redaktion übersetzt und adaptiert wird, arbeiten 18 Mayo-Clinic-Ärzte in Rochester mit. Bevor die deutsche Ausgabe vor der Veröffentlichung noch einmal zur Mayo Clinic in die USA geschickt wird, begutachten 10 Universitätsprofessoren aus Deutschland, Österreich und der Schweiz – fast alle von ihnen haben an der Mayo Clinic gearbeitet – entsprechend ihrem Fachgebiet jeden einzelnen Beitrag noch einmal. So können Sie sich auf ein höchstes Maß an Zuverlässigkeit verlassen.

Mit den besten Wünschen für Ihre Gesundheit

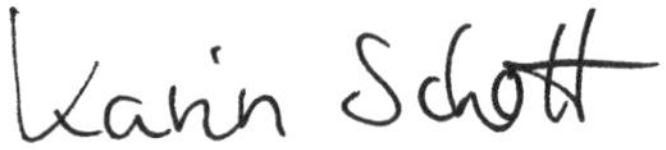

Dr. Karin Schott

Leitung FID Gesundheit

Inhalt

Erkrankungen der Prostata

Arthritis

Sehvermögen

Gesunder Rücken

Gewichtskontrolle

Operativer Eingriff

Herzinsuffizienz

Alternative Medizin

Inhaltsverzeichnis – Erkrankungen der Prostata

Erkrankungen der Prostata

Nur als gut informierter und aufgeklärter Patient können Sie sich für die Behandlung entscheiden, die für Sie am besten ist

Jedes Mal, wenn Sie mit Ihren Freunden vom Golfklub eine Tasse Kaffee trinken, scheint das Thema auf die 3 P's zu kommen: Politik, Putten auf dem Grün („Einlochen") ... und Prostata. Außer Ihnen hat jeder bereits Probleme mit der Prostata (Vorsteherdrüse). Ihre Golfkameraden ziehen Sie damit bereits auf und meinen, es sei nur noch eine Frage der Zeit, bis auch Sie die ersten Probleme mit Ihrer Prostata haben.

Bei allem Spaß unter Freunden, vermutlich haben sie Recht. Natürlich lässt sich nicht vorhersehen, ob Sie später einmal an der Prostata erkranken, doch von bestimmten Prostata-Erkrankungen sind mehr als 50% der Männer betroffen. Und Prostata-Probleme nehmen mit dem Alter zu.

50% der Männer sind von bestimmten Prostata-Erkrankungen betroffen.

Die 3 Hauptgruppen von Prostata-Erkrankungen sind Entzündungen, Vergrößerungen und Krebs der Vorsteherdrüse. Auch wenn sie störend und manchmal schmerzhaft sind, sind eine Entzündung und eine Vergrößerung grundsätzlich nicht lebensbedrohlich. Prostata-Krebs kann jedoch tödlich verlaufen. Nach Angaben der International Agency for Research in Cancer erkranken in der EU jährlich 202.000 Männer neu an Prostata-Krebs, 68.000

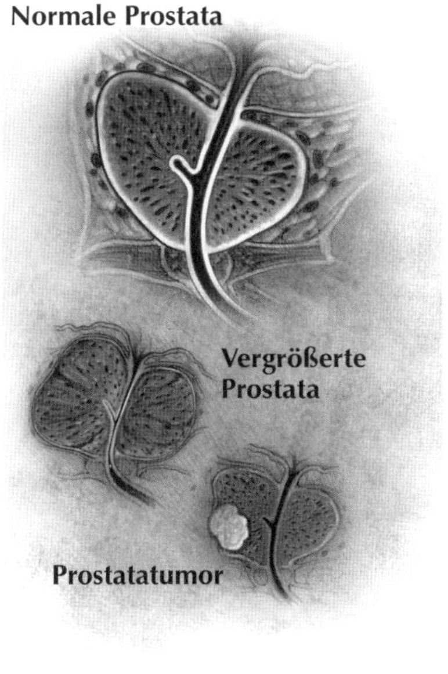

Entzündung, Vergrößerung und Krebs der Vorsteherdrüse – das sind die 3 Hauptgruppen von Prostata-Erkrankungen. Entzündung und Vergrößerung sind störend und manchmal schmerzhaft, grundsätzlich aber nicht lebensbedrohlich. Prostata-Krebs hingegen kann tödlich verlaufen.

Bei frühzeitiger Diagnose kann Prostata-Krebs in der Regel erfolgreich behandelt werden.

sterben daran. In Deutschland erkranken jährlich etwa 40.600 Männer an Prostata-Krebs.

Darüber hinaus kann die Behandlung von Prostata-Krebs unerwünschte Nebenwirkungen nach sich ziehen, wie zum Beispiel eine gestörte Blasenkontrolle (Inkontinenz) oder ein beeinträchtigtes Erektionsvermögen (Impotenz). Wenn Prostata-Krebs frühzeitig entdeckt wird, kann er in der Regel erfolgreich behandelt werden. Die medizinischen Möglichkeiten, Prostata-Probleme in einem frühen Stadium zu entdecken und zu diagnostizieren, verbessern sich immer weiter. Fortschritte bei den Medikamenten, den operativen Techniken, der Strahlen- und der Hormontherapie verbessern die Ergebnisse und reduzieren das Risiko von Inkontinenz und Impotenz.

Sie können ebenfalls dazu beitragen, Prostata-Probleme zu reduzieren:

■ Gehen Sie regelmäßig zur Vorsorgeuntersuchung, wenn Sie älter als 50 Jahre sind.

■ Lassen Sie Ihre Prostata untersuchen, wenn Sie bestimmte Anzeichen und Symptome bemerken.

Informieren Sie sich gründlich über die verschiedenen Untersuchungs- und Behandlungsmethoden, um sich dann, falls erforderlich, zusammen mit Ihrem Arzt für die Behandlung zu entscheiden, die für Sie am besten ist.

Die Wahrscheinlichkeit, dass Sie in Ihrem Leben Prostata-Probleme entwickeln, kann hoch sein. Umso wichtiger ist es, dass Sie die wesentlichen Hintergründe von Prostata-Problemen kennen, damit diese rechtzeitig entdeckt und erfolgreich behandelt werden, bevor diese schmerzhaft oder sogar lebensbedrohlich werden.

Die gesunde Prostata

Die Prostata liegt unterhalb der Blase und umschließt die männliche Harnröhre, die den Urin von der Harnblase durch den Penis nach außen leitet. Eine normale Prostata hat etwa die Größe einer Kastanie. Ab dem Alter von 45 Jahren beginnt die Prostata häufig zu wachsen. Die Prostata gehört nicht zum Harnwegsystem, ist aber aufgrund der Lage wichtig für das Harn ableitende System. Wenn das Prostata-Gewebe anschwillt oder wächst, kann es die Harnröhre zusammendrücken, sodass der Urintransport behindert wird.

Unangenehme oder manchmal sogar schmerzhafte Symptome sind häufig Alarmzeichen für Prostata-Probleme, was besonders auf Entzündung und Vergrößerung zutrifft. Zu den Anzeichen und Beschwerden, die auch auf andere Ursachen wie zum Beispiel Harnwegsinfektion zurückzuführen sind, gehören unter anderem:

Unangenehme oder schmerzhafte Symptome beim Wasserlassen sind häufig Alarmzeichen für Prostata-Probleme.

- Schmerzen und Brennen beim Wasserlassen
- Schmerzen beim Samenerguss
- anhaltende und dumpfe Schmerzen im Beckenbereich, im unteren Rückenbereich, den Hüften oder den Oberschenkeln
- gehäufter Harndrang, besonders in der in Nacht (Nykturie)

So beugen Sie richtig vor

Sie selbst können dazu beitragen, Ihr Prostata-Krebsrisiko zu reduzieren.

- *Ernähren Sie sich ausgewogen* – Bestimmte Pflanzenstoffe scheinen das Risiko für Prostata-Krebs zu reduzieren. Dazu gehören zum Beispiel Tomaten und Tomatenprodukte, Sojaprodukte, grüner Tee, Knoblauch und Gemüsesorten wie Brokkoli, Kohl und Blumenkohl. Außerdem gibt es Hinweise in Studien, dass eine fett- und kalorienreiche Ernährung das Prostata-Krebsrisiko erhöht.

- *Bleiben Sie aktiv* – Regelmäßige körperliche Bewegung reduziert grundsätzlich das Risiko, Krebs zu entwickeln, dazu gehört auch Prostata-Krebs.

- *Rauchen Sie nicht* – Zigarettenrauchen kann das Prostata-Krebsrisiko bei jüngeren Männern erhöhen.

- *Hände weg von Hormonzusätzen* – Große Dosen von Dehydroepiandrosteron (DHEA), für den häufig als Nahrungsmittelzusatz geworben wird, der den Alterungsprozess verlangsamen, Fett verbrennen und Muskeln aufbauen soll, kann die Entwicklung von Prostata-Krebs begünstigen. Außerdem kann DHEA zu einer Vergrößerung der Prostata beitragen.

- *Vorsicht bei sexuellen Aktivitäten* – Männer, die sexuell übertragene Krankheiten oder häufig wechselnde Geschlechtspartner hatten, unterliegen einem erhöhten Risiko für Prostata-Krebs.

- abgeschwächter Harnstrahl
- Unterbrechung des Harnstrahls
- Unfähigkeit, die Blase komplett zu entleeren
- Blut im Urin oder in der Samenflüssigkeit
- Schmerzen oder Schwellung in den Hoden

Auch wenn einige Befunde und Beschwerden wie ein simples Ärgernis aussehen, das man tolerieren kann, sollten Sie nicht zögern, Ihren Arzt aufzusuchen. Eine unverzügliche medizinische Bewertung ist der Schlüssel für eine frühe Entdeckung möglicher Probleme und verbessert erheblich die Heilungschancen.

Im Fall von Prostata-Krebs reicht es nicht, auf die Alarmsignale des Körpers zu achten. Die Amerikanische Urologische Gesellschaft rät Männern ab 50 zu einer jährlichen Prostata-Untersuchung. Ihr Arzt kann jedoch empfehlen, sich bereits ab dem 40. Lebensjahr jährlich untersuchen zu lassen, wenn bei Ihnen bestimmte Risikofaktoren vorliegen.

Um Prostata-Krebs auszuschließen sollten Sie sich regelmäßig untersuchen lassen.

Dazu gehören zum Beispiel eine familiäre Vorbelastung durch Prostata-Krebs und die Angehörigkeit zur schwarzen Rasse. Der Grund: Das Prostata-Karzinom verursacht in seinem Anfangsstadium oft keine Beschwerden. Erst wenn der Krebs Metastasen gestreut hat, zeigen sich häufig Beschwerden, und es ist dann wesentlich schwieriger, den Krebs zu behandeln.

Wie die Diagnose gestellt wird

Zu einer Prostata-Untersuchung können folgende Tests gehören:

- *Rektaler Tastbefund* – Zu diesem Zweck führt Ihr Arzt vorsichtig einen Finger in Ihren After ein, um den hinteren Abschnitt der Prostata zu ertasten. Das erlaubt Ihrem Arzt einen Rückschluss auf die Größe, die Form und Beschaffenheit Ihrer Drüse. Wenn Ihr Arzt beim Tasten Unregelmäßigkeiten entdeckt, sind weitere Untersuchungen notwendig, um die Ursachen abzuklären.

- *Prostata-Spezifischer-Antigen (PSA)-Bluttest* – Dieser Test bestimmt den PSA-Spiegel im Blut. PSA ist ein natürliches Produkt der Vorsteherdrüse. Eine kleine Menge zirkuliert normalerweise im Blut. Erhöhte Konzentrationen können auf eine vergrößerte Prostata, Prostata-Krebs oder eine Entzündung des Organs hinweisen.

Der PSA-Test wurde eine zeitlang kontrovers diskutiert. Obwohl der PSA-Test einige Tücken aufweist, ist diese Laboruntersuchung für die Prostata-Krebsspezialisten der Mayo Clinic – neben der Tastuntersuchung – die beste zurzeit verfügbare Diagnosemethode, um Prostata-Krebs in einem frühen Stadium zu entdecken. Verschiedene Verbesserungen des PSA-Tests tragen ebenfalls dazu bei, noch präziser Männer mit Prostata-Krebs aufzuspüren.

Dazu gehört zum Beispiel eine altersabhängige Einstufung, um verdächtige PSA-Spiegel im Blut nachzuweisen, die über dem normalen Durchschnitt liegen. Eine weitere Verbesserung besteht in der Unterteilung des Total-PSA-Wertes. Diese setzt sich zusammen aus totalem PSA (tPSA) und freiem PSA (fPSA). Bei einem Prostata-Karzinom wird vermehrt tPSA gebildet, während fPSA bei gutartigen Prostata-Erkrankungen erhöht ist. Ein höherer Anteil von tPSA im Vergleich zu fPSA bedeutet immer eine höhere Wahrscheinlichkeit von Prostata-Krebs.

Mit welchen Fortschritten können Sie in der nächsten Zeit rechnen?

Die molekulare und genetische Forschung verspricht in Zukunft eine noch genauere Diagnostik sowie eine zielgerichtete Behandlung. Zu den Bereichen, an denen zurzeit geforscht wird, gehören unter anderem:

■ Untersuchungsmethoden, die präziser das Vorkommen oder Wiederauftreten von Krebs ermöglichen, als es zurzeit mit dem PSA-Test machbar ist.

■ Die Identifikation eines oder mehrere Gene, die bei der Entwicklung von Prostata-Krebs eine Rolle spielen. Männer, die solche Gene besitzen, könnten genauer überwacht werden.

■ Die Entwicklung von modifizierten Genen, die Prostata-Krebszellen dazu bringen könnten, sich selbst zu zerstören. Weitere Möglichkeit: Prostata-Krebszellen, die so verändert werden, dass sie stärker auf die standardmäßige Chemotherapie oder Angriffe des eigenen Immunsystems reagieren. Genetisches Material könnte auch dazu genutzt werden, um Zytostatika zu Krebszellen in anderen Körperbereichen zu befördern.

In der Zukunft sind von der molekularen und genetischen Forschung eine genauere Diagnostik und zielgerichtete Behandlungen zu erwarten.

■ *Urintest* – Diese Untersuchung kann Ihrem Arzt helfen, eine Infektion oder andere Erkrankungen der Harnwege auszuschließen, die ähnliche Symptome hervorrufen können wie eine vergrößerte Prostata.

■ *Ultraschall* – Wenn vorangegangene Untersuchungen den Verdacht auf Prostata-Probleme ergeben, kann sich Ihr Arzt mittels eines transrektalen Ultraschalls ein Bild von Ihrer Prostata machen. Ultraschallbilder, die über eine Sonde im Enddarm aufgenommen werden, dienen zur Beurteilung der Prostata-Größe als auch abnormaler Knötchenbildungen.

Entzündung der Prostata

Prostatitis ist der allgemeine Begriff für eine Entzündung der Vorsteherdrüse. Prostatitis ist weit verbreitet und tritt häufig bei Männern zwischen dem 30. und 50. Lebensjahr auf, ältere Männer können aber ebenfalls betroffen sein.

Es werden verschiedene Formen der Prostatitis unterschieden. Dazu gehören:

Männer zwischen dem 30. und 50. Lebensjahr sind für Prostatitis besonders gefährdet.

■ *Akute bakterielle Prostatitis* – Die akute bakterielle Prostatitis kommt selten vor, verläuft aber am schwersten. Die typischen Beschwerden, die häufig unvermittelt auftreten, zeigen Fieber, Schüttelfrost oder Grippe ähnliche Symptome. Ohne sofortige Behandlung kann diese Form der Prostatitis zu ernsthaften Problemen führen, wie zum Beispiel einer blockierten Blasenentleerung. Mit Antibiotika lässt sich die Infektion in der Regel erfolgreich bekämpfen.

Retrograde Ejakulation

Bei Männern, die sich einer Transurethralen Resektion der Prostata (TURP) unterzogen haben, tritt gewöhnlich eine retrograde Ejakulation auf. Dies ist eine in der Regel dauerhafte Nebenwirkung, bei der die Samenflüssigkeit nicht aus dem Penis ausgestoßen, sondern zurück in die Harnblase entleert wird. Männer können trotzdem noch einen Orgasmus haben, allerdings kann die Fertilität beeinträchtigt sein.

Eine Retrograde Ejakulation kann ebenfalls nach einer Transurethralen Inzision der Prostata (TUIP) auftreten und weniger häufig nach einer photoselektiven Vaporisation der Prostata (PVP).

■ *Chronisch bakterielle Prostatitis* – Diese Entzündung wird durch eine bakterielle Infektion hervorgerufen. Die Beschwerden sind ähnlich wie bei einer akuten bakteriellen Prostatitis, häufig sind sie jedoch weniger stark und sie entwickeln sich langsamer. Im Vergleich zur akuten Form spricht die chronisch bakterielle Prostatitis häufig weniger auf eine Behandlung mit Antibiotika an. Die Behandlung kann deshalb länger dauern und weniger wirksam sein. Dennoch sollten die Symptome und Beschwerden über einen längeren Zeitraum kontrolliert und mit niedrig dosierten Antibiotika behandelt werden.

■ *Chronische abakterielle Prostatitis* – Diese Form der Prostatitis kommt am häufigsten vor und lässt sich am schwierigsten diagnostizieren und behandeln. Die Symptome und Beschwerden sind mit denen der chronisch bakteriellen Prostatitis praktisch identisch, es sind aber keine Erreger im Urin oder in der Prostata-Flüssigkeit nachweisbar. Zu den vermuteten Ursachen gehören Fahrradfahren, Joggen, Tätigkeiten, die zu Erschütterungen der Prostata führen, sowie eine aufgrund von Stress oder Angstzuständen verspannte Beckenbodenmuskulatur.

Bei einer anhaltenden Prostatitis besteht die Behandlung im wesentlichen aus der Linderung der Symptome und Beschwerden.

Die Behandlung einer anhaltenden Prostatitis besteht im Wesentlichen darin, die Symptome und Beschwerden zu lindern. Ihr Arzt kann Ihnen Alpha-Blocker verschreiben wie zum Beispiel Doxazosin (verschiedene Hersteller), Tamsulosin (Flomax®) und Alfuzosin (Uroxatral®). Diese Medikamente können dazu beitragen, die Blasenentleerungsstörung zu lindern, indem die Muskeln der Prostata und des Blasenhalses entspannt werden. Nicht verschreibungspflichtige Schmerzmedikamente können ebenfalls Schmerzen und Beschwerden lindern. Auch wenn Ihr Arzt eine abakterielle Prostatitis vermutet, kann er Antibiotika verschreiben, um zu sehen, ob sich die Symptome verbessern.

Eine entspannende Wirkung haben ebenfalls folgende Maßnahmen: Dehnübungen, Stress abbauende Techniken, Wärme in Form von leichtem elektrischem Strom, der auf die Beckenregion gerichtet wird, sowie ein warmes Sitzbad. Einige Ärzte empfehlen auch die Massage der Vorsteherdrüse, um die Obstruktion in der Prostata aufzulösen. Dies macht die in die Harnröhre mündenden Ausführungsgänge der Vorsteherdrüse (Ductuli prostatici) wieder frei, die als Folge der bakteriellen Entzündung verstopft sind.

Welche Krebstherapie geeignet ist

Wenn Sie an einem Prostatakarzinom im Frühstadium leiden, haben Sie wahrscheinlich mehrere Behandlungsmethoden zur Auswahl.

Die Entscheidung kann schwer fallen, da sich Behandlungserfolg und Nebenwirkungen bei Operation, Strahlen- und Brachytherapie scheinbar nur geringfügig unterscheiden.

Bislang hat keine Studie die Therapien von Prostata-Krebs im Frühstadium direkt miteinander verglichen. Eine solche Studie würde den Ärzten helfen, sich zu entscheiden, welche Behandlungsart in Situationen die beste ist, in denen kein klarer Vorteil ersichtlich ist, die eine oder die andere Therapieform anzuwenden. Solange diese Vergleichsstudie fehlt, kann Ihnen der Vergleich der Nebenwirkungen in dieser Tabelle bei der Entscheidung helfen.

	Blasenprobleme	Rektale- oder Darmprobleme
Operative Prostataentfernung	Frühe Inkontinenz ist nach dem Eingriff relativ häufig. Die meisten Männer berichten jedoch, dass 2 Jahre später keine signifikanten Probleme mehr bestehen.	Selten.
Externe Strahlentherapie	Symptome einer Blasenreizung wie ein Brennen beim Wasserlassen, ständiger Harndrang und Blutungen können während der Behandlung auftreten, verschwinden aber meist innerhalb weniger Wochen nach Abschluss der Therapie. Harninkontinenz ist selten.	Symptome wie ein Brennen um den Anus, ständiger Stuhldrang oder Blutungen können während der Behandlung auftreten, verschwinden aber meist danach. Langfristige Darmprobleme sind selten.
Behandlung mit radioaktiven Seeds	Inkontinenz kann auftreten, dauert aber nur selten länger als 1 Jahr. Symptome einer Blasenreizung während und nach der Behandlung sind häufiger als bei einer externen Bestrahlung, sie lassen nach oder verschwinden gewöhnlich.	Stuhldrang kann nach der Therapie auftreten, verschwindet aber fast immer innerhalb von 6-12 Monaten.

Impotenz*	Andere Vorteile	Andere Nachteile
Variiert stark. Etwa 50% der Patienten riskieren eine Impotenz als Folge der Operation. Wenn Sie unter 60 sind, ist das Risiko kleiner. Über 70 kann es höher sein.	Lymphknoten und entferntes Organ können genauer untersucht werden, sodass sich Aggressivität oder Verbreitung des Tumors besser einschätzen lassen.	Erfordert Krankenhausaufenthalt und Genesungszeit. Blasenkatheter ist gewöhnlich 2-3 Wochen erforderlich. Die volle Kontrolle über Ihre Blasenfunktion kann Wochen bis Monate dauern. Erfordert eine Narkose.
Variabel. Anfangs besteht nur selten ein Problem. 5 Jahre nach der Bestrahlung berichten 10% bis 50% der Männer über Impotenz.	Ein ambulantes Verfahren, das aber viele, kurze Besuche in der Bestrahlungsklinik erfordert.	Keine Möglichkeit der Untersuchung von Tumorgewebe oder der Lymphknoten.
Die Ergebnisse ähneln denjenigen der externen Bestrahlung.	Können in einer ambulanten Operation implantiert werden.	Keine Möglichkeit der Untersuchung von Tumorgewebe oder der Lymphknoten. Erfordert eine Narkose.

*** Die Messung des Impotenzrisikos ist umstritten, weil viele Faktoren zu einer Impotenz beitragen können – egal ob sie mit der Behandlung zusammenhängen oder nicht. Zu den Faktoren gehören Alter, vorherige Erektionsprobleme, sexuelle Aktivität, Erfahrung des Urologen, der den Eingriff vornimmt, andere Erkrankungen und natürlich die Beziehung zu Ihrem Partner.**

Viele Männer entwickeln mit zunehmendem Alter eine gutartig vergrößerte Prostata.

Vergrößerte Prostata

Mit zunehmendem Alter entwickeln viele Männer eine gutartig vergrößerte Prostata: eine so genannte benigne Prostatahyperplasie (BPH). Eine vergrößerte Vorsteherdrüse stellt kein gesundheitliches Problem dar, solange das Wachstum nicht Ihre Harnröhre verengt und Probleme mit dem Wasserlassen verursacht.

Wenn Ihr Arzt eine BPH nach einer Untersuchung vermutet, können zusätzliche Tests die Diagnose bestätigen und die Schwere der Erkrankung bestimmen.

Die Behandlungsoptionen für eine BPH können variieren. Bestimmte Faktoren – wie die Schwere der Probleme beim Urinieren, das Ausmaß der Drüsenvergrößerung, Alter und Gesundheitszustand sowie Sorgen um mögliche Probleme wie Ejakulation oder Impotenz – können die Entscheidung beeinflussen, welche Behandlung für Sie am besten geeignet ist. Zu den Therapieoptionen gehören:

■ *Kontrolliertes Zuwarten (watchful waiting)* – Wenn Sie nur geringe Probleme mit dem Wasserlassen haben, sieht Ihr Arzt vielleicht keinen Behandlungsbedarf. Bei vielen Männern

Welche Gewohnheiten Sie bei BPH ändern sollten

Folgende Maßnahmen verringern den negativen Einfluss der Benignen Prostatahyperplasie (BPH) auf das Wasserlassen:

■ Nehmen Sie 2 bis 3 Stunden vor dem Schlafengehen keine Flüssigkeit mehr zu sich.

■ Versuchen Sie, Ihre Blase bei jedem Toilettengang vollständig zu leeren.

■ Schränken Sie den Konsum von alkohol- und koffeinhaltigen Getränken ein.

■ Vermeiden Sie rezeptfreie Antihistaminika. Diese können zu einer Verkrampfung des Blasenschließmuskes führen.

■ Bleiben Sie aktiv. Bei Passivität wird der Urin zurückgehalten.

■ Halten Sie sich warm. Kälte kann zu Harnverhalt führen.

mit leichter BPH können die Symptome gleich bleiben oder sie verstärken sich nur langsam. Einige einfache Gewohnheitsänderungen können die Symptome verringern (siehe Kasten auf Seite 18).

Dennoch ist es wichtig, Ihre Prostata weiterhin aufmerksam zu beobachten. Eine lang anhaltende Blasenabflußstörung auf Grund einer BPH kann einen potenziell unwiderruflichen Schwund der Blasenmuskulatur verursachen oder verschleiern. Blaseninfektionen und Nierenschäden können ebenfalls daraus resultieren.

■ *Orale Medikamente* – Das ist die häufigste Art, um leichte bis mittlere Probleme beim Urinieren im Zusammenhang mit einer BPH in den Griff zu bekommen. Ihr Arzt kann Medikamente aus der Gruppe der Alphablocker verschreiben. 2 andere Wirkstoffe – Finasterid (Proscar®) und Dutasterid (Avodart®) – kommen ebenfalls zum Einsatz. Im Laufe der Zeit können diese Medikamente zu einer Schrumpfung der vergrößerten Prostata führen.

Bereits einfache Gewohnheitsänderungen können Ihre Symptome verringern.

Vor kurzem zeigte eine Studie, dass die Einnahme des Alpha-Blockers Doxazosin in Kombination mit Finasterid für eine bessere, langfristige Symptomlinderung und ein geringeres BPH-Wachstum sorgte.

■ *Minimal-invasive Eingriffe* – Verschiedene Therapien verwenden Wärmeenergie einschließlich Mikro- und Radiowellen, um Prostata-Gewebe zu zerstören. Die meisten dieser Verfahren bringen die Hitze über einen Katheter oder Instrument in die Vorsteherdrüse, das durch die Harnröhre eingeführt wird. Oft werden diese Eingriffe ambulant vorgenommen und verursachen weniger Nebenwirkungen als eine Operation. Die Symptome verschwinden dafür nicht so schnell und so vollständig wie bei einer herkömmlichen Operation.

Für Männer mit Harnverhalt, die aber so krank sind, dass sie noch nicht einmal minimal-invasive Eingriffe tolerieren, kann ein kleines Metallgeflecht (Stent) in die Harnröhre eingesetzt werden, das beim Wasserlassen hilft. Stents arbeiten nicht immer zuverlässig und können Komplikationen hervorrufen, aber in einigen Fällen stellen sie eine Alternative zum Blasenkatheter dar.

■ *Lasertherapie* – Neuere Laserverfahren eliminieren oder verringern viele potenzielle Nachteile bisheriger Lasermethoden wie schleppende Symptomlinderung und langer Gebrauch eines Blasenkatheters. Das am häufigsten eingesetzte Verfahren ist die photoselektive Vaporisation (Verdampfung) der Prostata (PVP), das überwiegend von Ärzten der Mayo Clinic entwickelt wurde. Eine weniger verbreitete neue Methode ist die so genannte Holmium-Laser-Ablation (HoLAP).

Diese Laserverfahren verdampfen oder schneiden Gewebe heraus. Bislang vereinen sie die Vorteile der minimal-invasiven Therapie mit minimalem Katheterbedarf, und führen häufig zur sofortigen Verbesserung des Harnflusses. Trotzdem kann es einige Monate dauern, bis die maximale Verbesserung des Harnflusses erreicht ist, welche diese Verfahren bieten. Eine 5-Jahres-Studie mit 84 Patienten, die sich einer PVP unterzogen haben, zeigte eine durchgehende Wirksamkeit bei gleichzeitig minimalen Nebenwirkungen.

■ *Operation* – Medikamente und minimal-invasive Verfahren haben die Operationen teilweise verdrängt. Dennoch bleibt der chirurgische Eingriff eine sehr wirksame Behandlungsmethode, die aber meist Patienten mit schwereren BPH-Problemen vorbehalten bleibt.

Der chirurgische Eingriff bleibt eine sehr wirksame Behandlungsmethode.

Bei der häufigsten operativen Behandlung der BPH – der Transurethralen Resektion der Prostata (TURP) – wird ein dünnes Gerät (Resektoskop) durch die Harnröhre bis zur Prostata vorgeschoben. Überschüssiges Drüsengewebe wird mithilfe dieses Instruments entfernt.

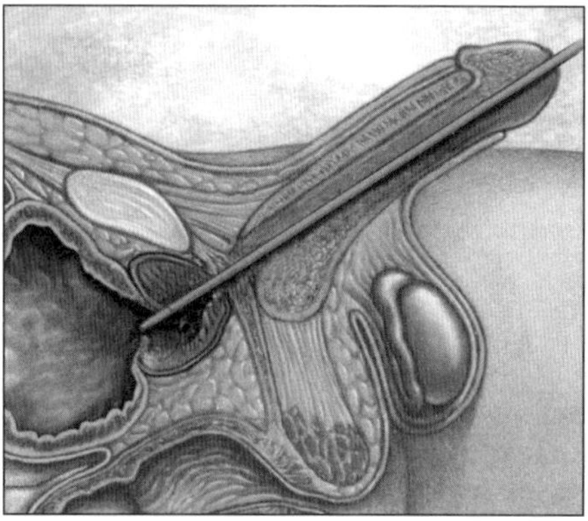

Neuere Laserverfahren eliminieren oder verringern viele potenzielle Nachteile bisheriger Lasermethoden wie schleppende Symptomlinderung und langer Gebrauch eines Blasenkatheters. Das am häufigsten eingesetzte Verfahren ist die Fotoselektive Verdampfung der Prostata (PVP).

Die TURP wird unter Narkose oder in Spinalanästhesie durchgeführt, die Sie von der Hüfte abwärts schmerzfrei macht. Obwohl die TURP innerhalb einiger Wochen zu einer deutlichen Linderung der Symptome führt, werden Sie wahrscheinlich einige Tage lang auf einen Blasenkatheter angewiesen sein und etwas Blut im Urin haben. In seltenen Fällen kann die TURP Impotenz oder Harninkontinenz verursachen, wobei die Inkontinenz meist nur vorübergehend auftritt.

Die Transurethrale Inzision der Prostata (TUIP) ist ein chirurgisches Verfahren, bei dem 1 bis 2 kleine Einschnitte in die Drüse gemacht werden. Die Einschnitte vergrößern die Öffnung der Harnröhre, sodass das Wasserlassen leichter wird. Dieses Verfahren verursacht weniger Nebenwirkungen als andere operative Eingriffe bei BPH und erfordert gewöhnlich keinen Krankenhausaufenthalt, aber die Wirksamkeit ist geringer und eine Wiederholung des Eingriffs vielleicht nötig.

Eine offene Operation, bei der das Organ ganz oder teilweise entfernt wird, kann angebracht sein, wenn Sie Blasenprobleme oder eine übermäßig große Prostata haben, oder Komplikationen wie Blasensteine vorliegen. Bei den offenen Verfahren macht der Urologe einen Einschnitt im Unterbauch, um an das Organ heranzukommen. In Bezug auf die Linderung der BPH-Symptome ist die offene Operation sehr wirksam. Aber das Risiko für Nebenwirkungen – die denen der TURP ähneln – ist größer und ein kurzer Krankenhausaufenthalt normalerweise notwendig.

Wie sich der Prostata-Krebs behandeln lässt

Ein Prostata-Karzinom ist die zweithäufigste Krebstodesursache bei Männern. Etwa jeder 6. Mann wird im Laufe seines Lebens mit dieser Diagnose konfrontiert. Die Mehrzahl dieser Diagnosen bezieht sich auf eine langsam wachsende Tumorform. Durch regelmäßige Untersuchungen kann diese Form häufig schon frühzeitig entdeckt werden, bevor sich Krebszellen außerhalb der Drüse verbreiten können.

Das Prostata-Karzinom ist die zweithäufigste Krebstodesursache bei Männern.

Wenn Ihr Arzt nach einer Standarduntersuchung einen Tumor vermutet, wird er wahrscheinlich kleine Gewebeproben für eine Laboranalyse entnehmen. Bei dieser so genannten Biopsie wird eine Hohlnadel unter Ultraschallkontrolle bis in die Prostata vorgeschoben, wo ein kleines Gewebestück entnommen wird. Die Biopsie wird meist unter örtlicher Betäubung durchgeführt.

Wenn die Laboranalyse das Vorhandensein eines Tumors bestätigt, versuchen die Ärzte die Aggressivität (Grad) und seine Ausbreitung (Stadium) zu bestimmen.

Die Ärzte können weitgehend anhand der Prostata-Untersuchung sowie der Kombination von Biopsie und PSA-Spiegel das Stadium der Erkrankung bestimmen. Unter Umständen sind weitere Tests erforderlich. Dazu gehören Knochenscan (Skelettszintigrafie), Röntgen der Lunge, Magnetresonanz- (MRT, Kernspintomographie) oder Computertomographie (CT), mit denen sich die Ausbreitung des Krebses in Ihrem Körper beurteilen lässt.

Grad und Stadium Ihres Prostata-Karzinoms und Ihr allgemeiner Gesundheitszustand spielen die Schlüsselrolle bei der Festlegung Ihres Behandlungsplans. Die Hauptoptionen bei Prostata-Krebs im Frühstadium umfassen:

Kontrolliertes Zuwarten – Die Option empfiehlt sich eher für Männer über 70 Jahre, da es über 10 Jahre dauern kann, bevor sich eine langsam wachsende Geschwulst ausbreitet und Probleme verursacht. Je nach Gesundheitszustand kann das

Mögliche Impotenz und Inkontinenz verursacht durch eine Prostata-Therapie müssen nicht von Dauer sein.

Wie Sie mit Nebenwirkungen umgehen

Für manche Männer ist der Gedanke an eine mögliche Impotenz oder Inkontinenz durch die Prostata-Therapie ebenso erschreckend wie die Krankheit selbst. Glücklicherweise sind diese Nebenwirkungen nicht immer von Dauer. Und egal wie lange die Störungen anhalten, es gibt hilfreiche Behandlungsverfahren.

Die Therapieempfehlungen für Harninkontinenz hängen von der Art der Störung, ihrer Schwere und ihrer voraussichtlichen Dauer ab. Eine Option sind Verhaltensänderungen wie der Besuch der Toilette zu bestimmten Zeiten und nicht erst bei Hanrdrang. Daneben gibt es Medikamente, Katheter sowie Übungen, um Ihre Beckenmuskulatur zu stärken. Wenn die Probleme beim Wasserhalten länger als 1 Jahr ohne Verbesserung anhalten, kann Ihr Arzt eine Operation empfehlen. Verschiedene Verfahren sind verfügbar, darunter die Implantation eines Schließmuskels um Ihre Harnröhre oder die Injektion einer aufquellbaren Substanz, mit der die Wände Ihrer Harnröhre verdickt werden.

Zu den Behandlungsmöglichkeiten einer Impotenz gehören Tabletten wie Sildenafil (Viagra®), Tadalafil (Cialis®) und Vardenafil (Levitra®).

Zu den Alternativen gehören ein Zäpfchen, das Sie in die Harnröhre einführen, eine Injektion in den Penis und Vakuumpumpen, die bei der Erzielung einer Erektion helfen. Wenn andere Behandlungsmethoden versagen, gibt es noch die Möglichkeit von Penisimplantaten, die für eine Erektion sorgen.

länger als Ihre Lebenserwartung sein. Außerdem kann der Behandlungsstress mehr Risiken mit sich bringen als der Krebs.

Kontrolliertes Zuwarten bedeutet, dass Sie sorgfältig auf neue Symptome achten. Ihr Arzt empfiehlt wahrscheinlich halbjährliche Bluttests und rektale Tastuntersuchungen, vielleicht auch zusätzliche Biopsien. Falls das Karzinom aggressiver wird und sich auszubreiten beginnt, kann die Behandlung einsetzen.

Der Nachteil des kontrollierten Zuwartens ist die Möglichkeit, dass Ihr Karzinom aggressiver werden kann und möglicherweise umfangreichere Behandlungen erfordert, als wenn es frühzeitig therapiert worden wäre. Eine Studie zeigte, dass dies bei 13% der Patienten der Fall war, die sich für kontrolliertes Zuwarten entschieden hatten.

Operative Prostata-Entfernung (Radikale Prostatektomie) – Die häufigste Form der Radikalen Prostatektomie ist die retropubische Operation, an deren Anfang ein Einschnitt im Unterbauch steht. Zuerst kann Ihr Urologe die drüsennahen Lymphknoten entfernen, um sie schnell einer Laboranalyse zu unterziehen. Damit wird festgestellt, ob sich die Krebszellen außerhalb der Drüse verbreitet haben. Die Operation wird unter Narkose oder Spinalanästhesie durchgeführt und erfordert oft einen mehrtägigen Krankenhausaufenthalt mit anschließenden 3 bis 5 Wochen Genesungszeit.

Neue Techniken erlauben den Urologen, drüsennahe Muskeln und Nerven zu schonen, die Wasserlassen und Sexualfunktionen kontrollieren. Dadurch wird das Risiko für Blasenprobleme und Erektionsstörungen herabgesetzt. Letzteres bleibt aber ein verbreitetes Problem.

Minimal-invasive Techniken beinhalten die Entfernung des Organs mittels bleistiftdünner Instrumente (Endoskope), die durch mehrere kleine Einschnitte am Bauch eingeführt werden. Diese Verfahren ermöglichen auch eine robotergestützte Anwendung. Manche Krankenhäuser setzen solche Verfahren ein, aber ob sie besser als die traditionelle Prostata-Entfernung sind, bleibt zu klären.

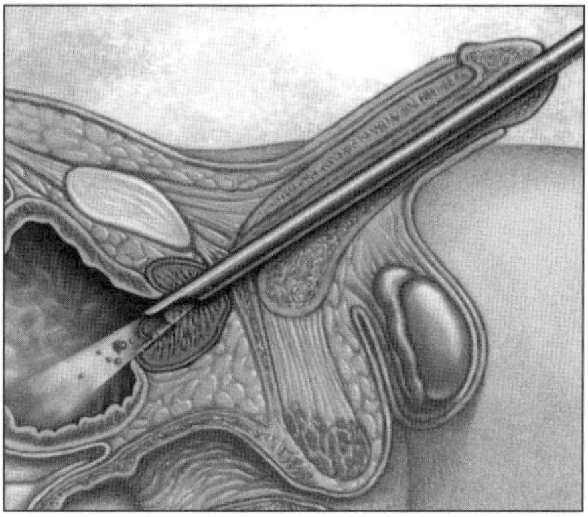

Bei der Transurethralen Resektion der Prostata (TURP) wird ein dünnes Gerät (Resektoskop) in die Harnröhre eingeführt. Überschüssiges Drüsengewebe wird mithilfe dieses Instruments entfernt.

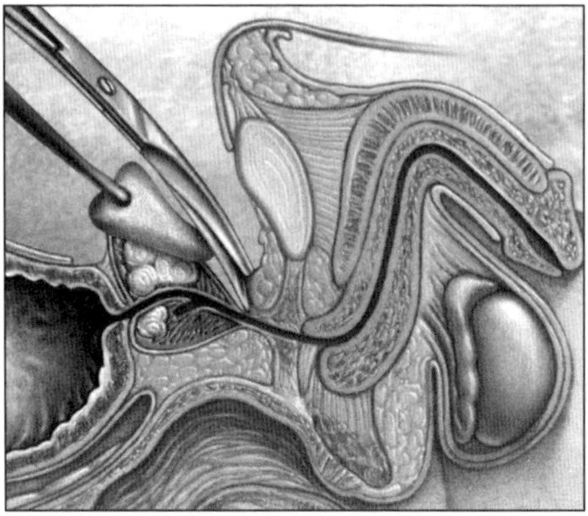

Die Behandlung eines Prostata-Karzinoms kann die chirurgische Entfernung der Drüse erfordern. Neue Techniken erlauben es den Urologen, Muskeln und Nerven zu schonen, die für Blasen- und Sexualfunktion wichtig sind.

Bestrahlung – Diese Methode ist eine wirksame Alternative zur Operation. Die Hauptvorteile liegen in der Vermeidung des Operationsstresses. Zu den Nebenwirkungen können rektale Probleme und solche des Wasserlassens sowie die allmähliche Ausbildung von Erektionsstörungen gehören. Das Risiko für diese Effekte ist in den letzten 10 Jahren zurückgegangen – dank technologischer Fortschritte in Bezug auf Zielgenauigkeit und besserer Auswahl von Patienten, die von dieser Behandlung am meisten profitieren. Die Strahlendosis wird mit folgenden Methoden in den Tumor gebracht:

■ *Externe Strahlentherapie* – Das ist die häufigste Methode. Ein Gerät produziert einen hoch energetischen Strahl, der auf das zu behandelnde Gewebe konzentriert wird. Um den genauen Zielort für die Bestrahlung zu ermitteln, können eine Reihe verschiedener Techniken eingesetzt werden. Dreidimensionale Scans oder Ultraschall-Bildgebung eignen sich, um die Lage der Prostata anzuzeigen und diejenigen Winkel zu identifizieren, unter denen der Strahl am wenigsten die umgebenden Organe in Mitleidenschaft zieht. Eine modernere Methode beinhaltet die Einpflanzung kleiner metallischer Kugeln in die Prostata, die von dem Bestrahlungsgerät erkannt werden und sich zum Zielen nutzen lassen.

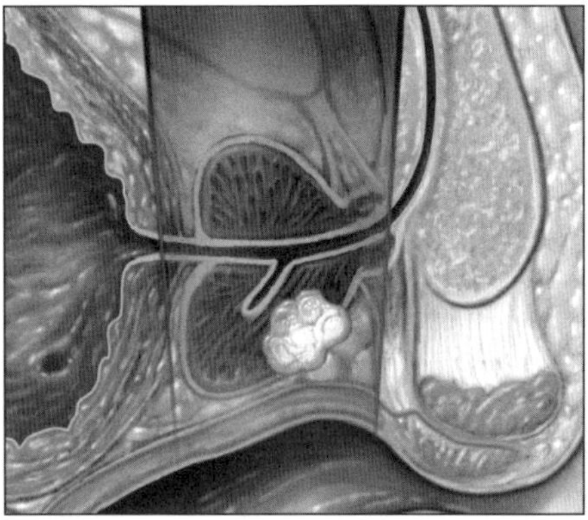

Bei der externen Strahlentherapie erzeugt ein Gerät einen energiereichen Strahl, der sich auf die betroffenen Gewebe konzentriert.

Externe Bestrahlungen werden gewöhnlich an 5 Tagen in der Woche über 6 bis 8 Wochen verabreicht. Dazu werden überwiegend hoch energetische Röntgenstrahlen genutzt. Eine neue Variante dieser Therapie verwendet jedoch stattdessen Protonen, um die Krebszellen abzutöten. Protonen fliegen durch gesundes Gewebe und deponieren ihre Strahlung im Zielgebiet. Diese Art der Bestrahlung wird zurzeit an ausgewählten Kliniken untersucht, und es wird erwartet, dass diese Technik zukünftig häufiger eingesetzt wird.

■ *Radioaktive Spickung (Brachytherapie)* – Bei dieser Behandlung werden reiskorngroße radioaktive Stifte (Seeds) in Ihre Prostata implantiert. Die Platzierung der Seeds erfolgt unter der Kontrolle einer Ultraschall-Bildgebung und erreicht eine Strahlendosis, die doppelt so hoch ist wie bei einer externen Bestrahlung. Die Strahlung der Seeds reicht nur einige Millimeter weit. Die häufigste Partikelart – Jod125 – verliert die Strahlung nach etwa einem Jahr und verbleibt im Körper.

Wenn sich der Krebs ausgebreitet hat

Wenn sich der Krebs jenseits Ihrer Prostata ausgebreitet hat, wird die Heilung schwieriger. Es gibt jedoch bestimmte Therapien, mit denen sich die Erkrankung kontrollieren lässt.

Die häufigste Therapie stützt sich auf Medikamente, die die Produktion der männlichen Sexualhormone – besonders Testosteron – stoppen. Oder es sind Wirkstoffe, die verhindern, dass Hormone in die Krebszellen gelangen.

Die so genannten Agonisten des Luteinisierenden-Hormon-Freisetzungshormons (LH-RH) unterbinden Signale, die die Hoden zur Produktion von Testosteron anregen. Zu dieser Wirkstoffgruppe gehören Goserelin (Zoladex®) und Leuprolid (Lupron®), die einmal alle 1 bis 4 Monate injiziert werden, und Leuprolid (Viadur®), das einmal jährlich chirurgisch implantiert wird. Antiandrogene, zu denen Bicalutamid (Casodex®), Flutamid (Eulexin®, Fugerel®) und Nilutamid (Nilandron®) gehören, bilden eine weitere Medikamentengruppe, die häufig in Kombination mit LH-RH-Agonisten zum Einsatz kommt. Diese Wirkstoffe blockieren die Testosteron-Rezeptoren in den Karzinomzellen.

Eine operative Entfernung der Hoden ist eine andere Möglichkeit, um die Testosteron-Produktion zurückzufahren. Diese Option galt früher als Therapie der Wahl bei fortgeschrittenem Prostata-Krebs, aber Hormon blockierende Medikamente machen diesen Eingriff mittlerweile oft überflüssig. Wenn ein fortgeschrittenes Karzinom nicht auf andere Behandlungen anspricht, kann eine Chemotherapie angebracht sein.

Nach Ausweitung des Krebses über die Prostata hinaus wird die Heilung schwieriger.

Vereisung (Kryotherapie) – Diese Methode nutzt eine dünne Metallsonde, mit der die Krebszellen vereist werden, aufplatzen und absterben.

Kombinationstherapien – Die Verknüpfung verschiedener Methoden ist ein relativ neuer Trend bei der Behandlung des Prostata-Karzinoms, besonders bei den weiter fortgeschrittenen Erkrankungsformen. Folgende Kombinationen sind möglich:

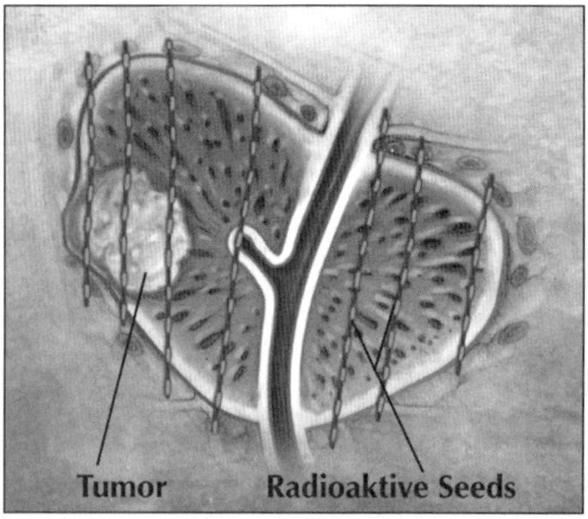

Bei der Brachytherapie werden Stränge mit radioaktiven Seeds in Ihre Prostata implantiert.

- *Externe Bestrahlung mit Brachytherapie* – Diese Kombination eignet sich für Patienten mit aggressiven Karzinomen, die noch auf die Prostata beschränkt sind. Häufiger sind jedoch Fälle, in denen der Krebs außerhalb des Organs Metastasen gebildet hat. Die externe Bestrahlung kann die Strahlendosis der eingepflanzten Seeds verstärken oder solche Regionen behandeln, die nicht durch die Seeds erreicht werden.

- *Prostata-Entfernung mit anschließender externer Bestrahlung* – Die externe Bestrahlung behandelt dabei die Nachbarschaft der entfernten Prostata, wenn die Laboruntersuchungen ergeben haben, dass möglicherweise nicht alle Karzinomzellen mit dem Organ entfernt wurden. Außerdem eignet sich diese Kombination, wenn Ihre PSA-Werte Monate oder Jahre nach der Operation wieder ansteigen.

- *Externe Bestrahlung mit Hormontherapie zur Testosteron-Reduzierung* – Die Hormontherapie kann große Tumore schrumpfen lassen, weshalb die Bestrahlung schneller ihre Wirkung erzielen kann. Nach der Bestrahlung kann die Hormontherapie losgelöste Krebszellen abtöten, die sich noch am Ort des Karzinoms befinden. Einige neue Studien haben gezeigt, dass diese Kombination die Überlebensrate von Männern mit mittleren bis schwerem Prostata-Krebs deutlich verbessert. Einige dieser Karzinome hatten sich schon leicht über die Drüse hinaus ausgebreitet.

- *Brachytherapie und Hormonbehandlung* – Neben dem Abtöten der Krebszellen und der Senkung Ihrer PSA-Werte, kann die Schrumpfung eines großen Tumors das Einbringen der radioaktiven Seeds erleichtern.

Bei diesem Ansatz beginnt die Hormontherapie einige Monate vor dem Einsetzen der Seeds. Ein weiterer Vorteil kann der verbesserte Harnfluss sein.

Welchen Teil Sie beitragen können

Die Behandlung von Prostata-Karzinomen schreitet voran. Die Möglichkeiten der Ärzte, die Erkrankung im Frühstadium zu entdecken, sind gut und werden weiterhin besser. Ihr Beitrag besteht darin, diese Vorteile auch zu nutzen.

Weitere Informationen erhalten Sie unter

Berufsverband der Deutschen
Urologen e.V.
Uerdinger Str. 64,
40474 Düsseldorf
Tel.: 0211 / 9513729
Fax: 0211 / 9513732
www.urologenportal.de ❐

Was Sie beim nächsten Mal Ihren Arzt fragen wollen:

Inhaltsverzeichnis – Arthritis

Arthritis

Neue Behandlungsmöglichkeiten sowie die richtigen Maßnahmen im Alltag sind der Schlüssel für ein aktives Leben

Es ist ein dumpfer, stechender oder scharfer Schmerz. Welche Umschreibung Sie auch wählen, Arthritis tut weh. Die Schmerzen gehen häufig so weit, dass einfache tägliche Bewegungen wie zum Beispiel das Öffnen einer Flasche, aus dem Stuhl aufstehen oder sogar Gehen schwierig werden.

Leider ist Arthritis in den meisten Fällen nicht vermeidbar. Wenn Sie 40 Jahre alt sind, werden Sie überrascht sein über die bereits entstandenen Verschleißerscheinungen in Ihren Gelenken. Wenn Sie 60 Jahre alt sind, werden Sie vermutlich bereits ein wenig Arthritis verspüren. Und wenn Sie über 80 sind, dann sind Sie längst damit vertraut, was Arthritis bedeutet.

Arthritis ist immer noch nicht heilbar, doch die heutigen Behandlungsmöglichkeiten sind wesentlich weiter als noch vor 5 oder 10 Jahren. Die Fortschritte reichen von der sicheren und wirksameren Anwendung von Schmerzmitteln bis zum Ersatz eines vollständigen Gelenks. Und viel versprechende Forschung bietet sogar Hoffung auf noch weiter verbesserte Behandlungsmöglichkeiten in der Zukunft.

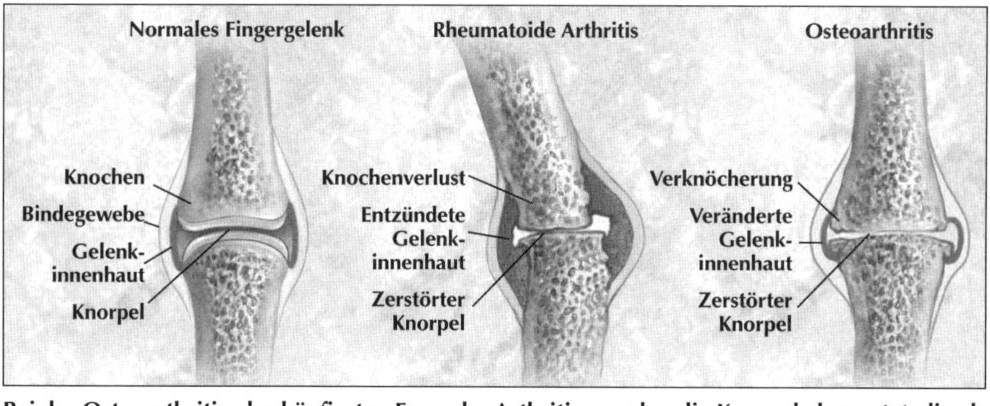

Bei der Osteoarthritis, der häufigsten Form der Arthritis, werden die Knorpel abgenutzt, die als Gleitschicht zwischen den Knochenenden fungieren. Bei der rheumatoiden Arthritis entzündet sich die Gelenkinnenhaut, die das Gelenk schützt und geschmeidig hält, was zu Schmerzen, Schwellungen und einem deformierten Gelenk führt.

Wenn Sie den Umgang mit Arthritis aktiv betreiben, können Sie selbst Ihre Schmerzen kontrollieren.

Darüber hinaus haben jüngste Studien eine weitere potente Arthritis-Behandlung enthüllt – nämlich Sie selbst. Wie gut Sie mit Arthritis leben, hängt häufig von Ihren Maßnahmen und Ihrer Einstellung ab. Wenn Sie den Umgang mit Arthritis aktiv betreiben, könnten Sie es schaffen, die Kontrolle über Ihre Schmerzen zu gewinnen.

Was ist Arthritis?

Arthritis ist eine Krankheit, die zur Gelenkentzündung führt. Einige Formen können die umgebenden Muskeln, Bänder und Sehnen betreffen, oder, in selteneren Fällen, Ihre Haut oder innere Organe. Die Ursachen für die verschiedenen Formen von Arthritis sind nicht immer bekannt. Genetische Faktoren spielen vermutlich eine Rolle bei der Entwicklung der Rheumatoiden Arthritis. Andere mögliche Ursachen der Arthritis sind Umweltfaktoren, bestimmte Nahrungsmittel, infektiöse Organismen (Viren, Bakterien und Pilze) sowie ein Ungleichgewicht bestimmter Enzyme. Es gibt über 100 verschiedene Formen von Arthritis. Zu den häufigsten Formen gehören:

Osteoarthritis – Osteoarthritis ist die häufigste Form der Arthritis. Es ist eine chronische Erkrankung, die in der Regel im mittleren Alter oder später beginnt. Die Ursachen dafür sind immer noch nicht vollständig geklärt. Eine frühere Verletzung wie beispielsweise eine Knieverletzung kann Ihr Risiko erhöhen, dass sich in diesem Gelenk eine Arthritis entwickelt. Mangelnde Bewegung, Übergewicht und bestimmte genetische Krankheiten können ebenfalls zu Osteoarthritis führen. Es

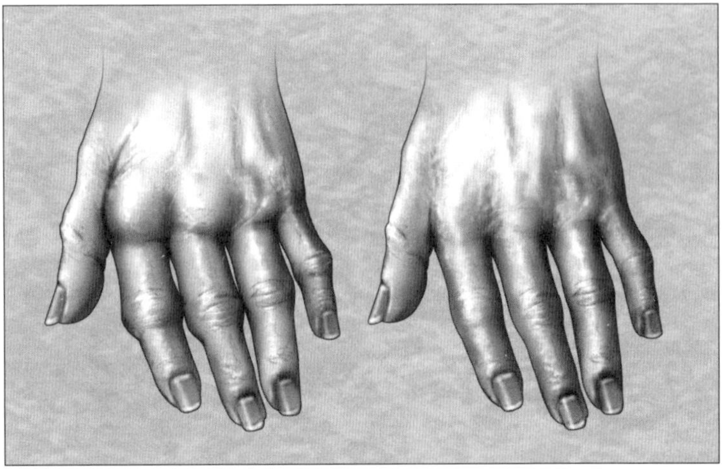

Die Hand auf der linken Seite zeigt die typischen Gelenkschwellungen, die während eines Aufflammens einer rheumatoiden Arthritis auftreten. Auf der rechten Seite ist dieselbe Hand nach der Anwendung von Kortikosteroiden abgebildet.

kann jedes Gelenk betreffen, am häufigsten sind jedoch Hände, Knie, Hüftgelenk und Rücken betroffen.

Osteoarthritis wird auch häufig als Arthrose bezeichnet. Dazu gehört auch die Abnutzung der Knorpel. Die Knochenenden sind im Gelenk mit einer Gleitschicht, dem Knorpel, ausgelegt. Normaler Knorpel erlaubt die schmerzfreie Bewegung Ihrer Knochen. Die meisten Gelenke werden von einer Faserkapsel umhüllt. Darin befindet sich eine feine Gewebeschicht – die so genannte Gelenkinnenhaut. Sie produziert eine Flüssigkeit, die Ihre Gelenke schmiert und dadurch Reibung und Abnutzung minimiert. Mit der Zeit nutzt sich die Gleitschicht ab, die Oberfläche wird rau. Dieser Prozess kann so weit gehen, dass die Knorpelschicht ganz verschwindet und die Knochenenden aneinander reiben.

Osteoarthritis kann durch ein gestörtes Gleichgewicht bestimmter Enzyme im Knorpel ausgelöst werden, sodass sich der Knorpel schneller abnutzt als wieder neu bildet. Dies führt zu Reizungen der anliegenden Knochen und den charakteristischen Verknöcherungen am Gelenksrand. Diese treten besonders in den Fingern, den Daumen, Händen, Füßen, dem Nacken und dem Rückgrat auf. Hüft- und Kniegelenke sind ebenfalls häufig von Osteoarthritis betroffen.

Jeder Dritte in Deutschland (etwa 25 Millionen Menschen) ist von Arthritis betroffen.

Zu den Symptomen gehören Schmerzen und Steifigkeit während oder nach der Bewegung des betroffenen Gelenks. Gelegentlich können die Gelenke auch geschwollen sein. Außerdem können Schmerzen in den Gelenken auch bei Wet terveränderung auftreten.

Wer bekommt Arthritis

In Deutschland haben etwa 25 Millionen Menschen Arthritis, das heißt, jeder Dritte ist betroffen. Mit dem Alter entwickelt nahezu jeder Osteoarthritis (sog. Arthrose). Etwa die Hälfte der Arthritis-Patienten entwickelt diese Form. Einige Menschen haben bereits im Alter von 50 Jahren Beschwerden, während andere damit bis zum 80. Lebensjahr verschont bleiben.

Etwa 2% der Arthritis-Patienten leiden unter Rheumatoider Arthritis, einer schweren Form der Arthritis. Die Rheumatoide Arthritis beginnt in der Regel im Alter zwischen 20 und 50 Jahren, wenngleich sie Menschen in jedem Alter treffen kann.

Rheumatoide und andere Formen von Arthritis – Die Rheumatoide Arthritis ist eine entzündliche Gelenkerkrankung, die in der Regel schwerwiegender ist als die Osteoarthritis. Die Krankheit kann schleichend beginnen oder akut auftreten. Die Rheumatoide Arthritis zählt zu den Autoimmunerkrankungen, bei denen das Immunsystem Teile des eigenen Körpers angreift. Bei der Rheumatoiden Arthritis entzündet sich die Gelenkinnenhaut (Synovialis), die das Gelenk schützt und geschmeidig hält, was zu Schmerzen und Schwellungen führt.

Wenn die Entzündung anhält, dringen bestimmte Substanzen in das Gelenk ein, die dann den Zerstörungsprozess an Knorpelgewebe, Knochen, Bändern und Sehnen einleiten. Das Gelenk sowie die umgebenden Muskeln werden schwächer. Schließlich kann das Gelenk zerstört werden.

Bei der Rheumatoiden Arthritis sind in der Regel die entsprechenden Gelenke auf beiden Seiten des Körpers betroffen. Es kann jedes Gelenk beteiligt sein, doch Handgelenk, Knöchel und die kleinen Gelenke des Fußes gehören zu den häufigsten Bereichen.

Rheumatoide Arthritis zählt zu den Autoimmunerkrankungen und ist in der Regel schwerwiegender als die Osteoarthritis.

Da das Immunsystem beteiligt ist, können bei der Rheumatoiden Arthritis auch andere Körperbereiche in Mitleidenschaft gezogen werden. Dazu gehören zum Beispiel das Herz, die Blutgefäße, Lunge und Augen. Zu den Beschwerden gehören generalisierte Schmerzen und Steifigkeit (besonders in den Morgenstunden), Müdigkeit, Blutarmut und sogar leichtes Fieber.

Die Ursachen für die Entstehung der Rheumatoiden Arthritis sind noch immer nicht endgültig geklärt. Einige Wissenschaftler vermuten, dass die Rheumatoide Arthritis durch Infektionen hervorgerufen wird – möglicherweise Viren oder Bakterien –, bei Menschen mit einer genetisch bedingten Anfälligkeit. Bei Infektionen greifen Immunzellen (einschließlich der weißen Blutkörperchen) den eindringenden Organismus an. Bei diesem Prozess wird auch die Gelenkinnenhaut attackiert.

Bei einigen verwandten Arthritisformen wird angenommen, dass sie an Autoimmunerkrankungen beteiligt sind. Dazu gehören zum Beispiel:

■ *Systemischer Lupus erythematodes (SLE)* – SLE ist eine entzündliche Erkrankung, die die Gelenkinnenhaut jedes Gelenks befallen kann. Darüber hinaus können auch andere

Organe des Körpers wie Lunge, Nieren und Blutgefäße betroffen sein.

■ *Sklerodermie* – Sklerodermie ist eine Autoimmunkrankheit des Gefäß- und Bindegewebesystems, die zu Narbenbildung und Verhärtungen der Haut besonders auf den Armen, dem Gesicht und den Beinen führt. Sklerodermie ist auch verbunden mit Regulationsstörungen in den kleinen Blutgefäßen. Darüber hinaus kann sie innere Organe wie Speiseröhre, Magen, Darm, Nieren und Lunge befallen.

■ *Polymyositis* – Bei dieser schwerwiegenden Autoimmunkrankheit entzünden und schwächen sich die Muskeln des gesamten Körpers einschließlich der Halsmuskulatur. Dies kann das Bewegen und Schlucken erschweren.

■ *Riesenzellenarteriits* – Die Riesenzellenarteriits, auch Arteritis temporalis genannt, wird durch eine Entzündung der Kopf- und Schläfenarterien hervorgerufen. Zu den Symptomen gehören Müdigkeit, Kopfschmerzen sowie druckempfindliche Gefäße. Nicht behandelt, kann die Riesenzellenarteriits zu Erblindung und sogar einem Schlaganfall führen.

Einige Autoimmunerkrankungen können mit Arthritiden einhergehen.

■ Die *Polymyalgia rheumatica* ist eine entzündliche Erkrankung, die zu starken Muskelschmerzen sowie Steifigkeit in der Nacken-Schulter-Oberarm- und Beckengürtel-Oberschenkel-Region führt. In einigen Fällen tritt zusammen mit einer Polymyalgia rheumatica auch eine Riesenzellenarteriits auf.

■ *Spondylitis ankylosans* – Die Spondylitis ankylosans ist eine genetisch bedingte chronisch-entzündliche rheumatische Erkrankung der Wirbelsäule. Die Entzündung der mit der Wirbelsäule verbundenen Bänder und Sehnen führt zu einer Versteifung der Wirbelsäule. Häufig tritt diese Erkrankung vor dem 40. Lebensjahr auf und betrifft mehr Männer als Frauen.

■ *Gicht und Pseudogicht* – Bei diesen Erkrankungen lagern sich aufgrund einer Stoffwechselstörung Kristalle in den Gelenken ab, was zu schmerzhaften Entzündungen führen kann. Gicht tritt häufig im Großzehengelenk auf, kann aber auch andere Gelenke befallen. Pseudogicht (Chondrokalzinose-Arthropathie) befällt die Knie, die Hand- und Fußgelenke.

■ *Infektiöse Arthritis* – Infektionen des Gelenks können durch bestimmte Erreger hervorgerufen werden, die in das Gelenk eindringen. Als erstes Zeichen merken Sie einen plötzlichen, scharfen Schmerz, der nur ein Gelenk betrifft. Als Begleit-

Ihre Arthritisform bestimmt die Behandlung dauerhafter Schmerzen und Gelenkschäden.

symptom tritt häufig Fieber auf, und das Gelenk ist in der Regel heiß, rot und geschwollen. Zu den Erregern, die eine infektiöse Arthritis auslösen, gehören Staphylokokken Borrelia, Gonokokken (Gonorrhoe bzw.Tripper) und Tuberkulose-Bakterien.

So behalten Sie die Kontrolle

Auch wenn Arthritis noch nicht heilbar ist, können Sie etwas tun, um die Symptome zu lindern. Zunächst muss geklärt werden, unter welcher Arthritisform Sie leiden. Das ist wichtig, weil eine frühe Diagnose mit entsprechender Behandlung dabei hilft, dauerhaften Schmerz und Gelenkschäden zu vermeiden. Außerdem können einige seltenere Formen wie Gicht und Gelenkinfektionen eine sofortige Behandlung erforderlich machen.

Für die richtige Diagnose kann Ihr Arzt körperliche Untersuchungen, Blutuntersuchungen oder Bild gebende Verfahren einsetzen. Blutuntersuchungen werden eingesetzt, um bestimmte Arthritisformen zu diagnostizieren oder auszuschließen. Eventuell wird auch Gelenkflüssigkeit für die Tests entnommen. Bild gebende Verfahren umfassen Röntgen, Arthrografie (ein Verfahren, bei dem ein Farbstoff in Ihr Gelenk injiziert und dann abgebildet wird), konventionelle Röntgenaufnahme der Gelenke und Knochen, Computertomografie (CT) und die Magnet-Resonanz-Tomografie (MRT).

Wenn Ihre Arthritisform erst einmal bekannt ist, können Sie entsprechende Strategien zur Bewältigung entwickeln. Hier sind einige grundsätzliche Richtlinien für den Umgang mit Arthritis:

- *Bewahren Sie eine positive Einstellung* – Machen Sie sich einen Plan zur Arthritis-Bewältigung. Das gibt Ihnen das Gefühl, Herr über Ihre Krankheit zu sein statt umgekehrt. Studien belegen, dass Patienten, die ihre Behandlung in die eigenen Hände nehmen und sich aktiv mit der Arthritis auseinandersetzen, weniger Schmerzen verspüren und funktionstüchtiger bleiben.

- *Achten Sie auf Ihr Gewicht* – Überschüssige Pfunde sind eine zusätzliche Belastung für die Gelenke von Rücken, Hüfte, Knie und Fuß: Alles Bereiche, an denen man Arthritisschmerzen gewöhnlich spürt. Übergewicht kann auch Gelenkoperationen erschweren und risikoreicher machen.

■ *Treiben Sie regelmäßig Sport* – Bewegungsarmut kann zu einer Gewichtszunahme führen, die wiederum für Schmerzen und noch mehr Bewegungslosigkeit sorgt. Dieser Teufelskreis kann schwer zu durchbrechen sein. Körperliche Ertüchtigung kann außerdem Muskelkraft und -stabilität steigern und damit auch den Gelenken helfen (siehe „Wie Sie Ihr eigenes Trainingsprogramm gestalten", Seite 35).

Wie Sie Ihr eigenes Trainingsprogramm gestalten

Regelmäßige Bewegung kann dazu beitragen, die zwei häufigsten Probleme für Menschen mit Arthritis zu bekämpfen – Schmerzen und Müdigkeit. Auch wenn es empfehlenswert ist, entzündete Gelenke während eines Schmerzschubes zu schonen, halten die meisten Ärzte eine Balance zwischen regelmäßiger Bewegung und Ruhephase für die betroffenen Gelenke für das Beste.

Wenden Sie sich an Ihren Arzt oder Physiotherapeuten, bevor Sie mit einem Trainingsprogramm beginnen. Hier sind einige Tipps:

■ *Starten Sie langsam* – Steigern Sie Ihr Trainingsprogramm allmählich. Wenn Sie Sport treiben, bewegen Sie sich langsam, im gleichmäßigen Rhythmus, springen Sie nicht und machen Sie auch keine ruckartigen Bewegungen. Vermeiden Sie Aktivitäten, die leicht oder stark entzündete Gelenke reizen. Hören Sie auf, wenn Sie neue Gelenkschmerzen spüren. Wenn Sie ASS oder andere anti-entzündliche Medikamente 1 Stunde vor Ihrem Trainingsprogramm einnehmen, kann dies die Schwellungen begrenzen.

■ *Wärmen Sie sich zuerst auf* – Wärmen Sie Ihre Muskeln mit einer Massage, einer warmen Dusche oder einem Wärmekissen auf, bevor Sie sich bewegen (bereits entzündete Gelenke sollten Sie allerdings aussparen). Starten Sie dann, indem Sie sich zunächst leicht dehnen.

■ *Setzen Sie sich täglich 30 Min. zum Ziel* – Eine beständige körperliche Bewegung bietet den größten Nutzen. Sie können aber auch profitieren, wenn Sie sich in kürzeren Intervallen von zum Beispiel 10 Minuten bewegen, die dann zusammen 30 Minuten pro Tag ergeben.

■ *Achten Sie auf Ihren Körper* – Neue Schmerzen, die länger als 2 Stunden anhalten, nachdem Sie Sport getrieben haben, sind ein Zeichen, dass Sie sich übernommen haben.

Gestalten Sie Ihr persönliches Trainingsprogramm um Schmerzen und Bewegungslosigkeit zu bekämpfen.

■ *Beachten Sie Ihre Grenzen* – Ruhen Sie sich aus, wenn Sie erschöpft sind (ein einfacher Rat, der aber in unserer schnelllebigen Welt oft ignoriert wird). Arthritis macht Sie anfällig für Müdigkeit und Muskelschwäche: wie eine tiefe Erschöpfung, die aus jeder Regung eine große Anstrengung macht. Eine Pause oder Nickerchen, die nicht Ihren nächtlichen Schlaf gefährden, kann helfen. Ebenso empfehlenswert kann eine Umstellung Ihrer täglichen Arbeitsumgebung sein (siehe „So können Ihre Gelenke den Alltag besser ertragen", Seite 42).

Neben diesen allgemeinen Richtlinien gibt es spezielle Techniken, die bei den meisten Arthritisformen helfen.

■ *Entspannen Sie Ihre Muskeln* – Stress verstärkt Muskelanspannung, Schmerzen und Gefühle der Hilflosigkeit, Frustration und Depression. Sie können Ihre Muskeln bei der Entspannung unterstützen, indem Sie Ihre Muskelgruppen nacheinander anspannen und lösen. Fangen Sie am Kopf an arbeiten Sie sich bis zu den Füßen vor und zurück. Andere Entspannungsmethoden beinhalten das Bio-Feedback, wobei Sie lernen, Herzschlag, Atmung und Muskelspannung zu senken, oder die Massage (siehe „Vorzüge von Massagen", Seite 40).

Spezielle Techniken können Ihre Schmerzen und Symptome lindern.

■ *Entspannen Sie Ihren Geist* – Zusätzlich zur körperlichen Entspannung hilft die geistige Entspannung bei der Schmerzbewältigung. Verschiedene Techniken wie Meditation, autogenes Training oder Hypnose können von Ihren Schmerzen ablenken und sie erträglicher werden lassen.

■ *Führen Sie Tagebuch* – Indem Sie Ihre Gefühle zu Papier bringen, können Sie den inneren Druck abbauen, Probleme lösen und kritischen Abstand wahren. Menschen mit chronischen Leiden, die Ihre Gedanken aufschreiben, klagen über weniger Symptome, haben bessere Laune, besuchen seltener den Arzt und fehlen nicht so häufig bei der Arbeit.

■ *Achten Sie auf eine ausgewogene Ernährung* – Außer der Gewichtskontrolle gibt es keine besonderen Diätvorschriften für Arthritis-Patienten. Und obwohl mögliche Verbindungen untersucht werden, gibt es bislang keine wissenschaftlichen Indizien, dass bestimmte Nahrungsmittel die Gelenkschmerzen verbessern oder verschlechtern.

■ *Verwenden Sie Hilfsmittel* – Mechanische Hilfsmittel wie Halterungen oder Greifer können die Gelenke entlasten und ihre Lebensdauer verlängern.

■ *Nutzen Sie Eis und Wärme* – Richtig angewandt können Kälte und Hitze dabei helfen, Symptome und ihr Aufflackern in den Griff zu bekommen.

Mit Wärme und Kälte können Sie Ihre Symptome kontrollieren.

So gehen Sie richtig mit Wärme und Kälte um

Wärme kann die Durchblutung fördern, Schmerzen lindern und verspannte, schmerzende Muskeln lösen. Kälte kann während der ersten 1 bis 2 Tage eines Schubes den Schmerz betäuben. Hier ein paar Tipps zur Anwendung der beiden Temperaturformen:

■ *Wärme* – Baden Sie Ihre schmerzenden Gelenke in warmen Wasser, zum Beispiel 15 Minuten in der Wanne, Dusche oder Waschbecken, und die Schmerzen werden gelindert. Bei morgendlicher Gelenksteife in den Händen können Sie auch einfach warmes Wasser darüber laufen lassen.

Wenn Sie Wärmepackungen oder Heizdecken verwenden, schützen Sie Ihre Haut durch Handtücher vor direkter Hitze. Prüfen Sie Ihre Haut regelmäßig auf Anzeichen von Verbrennungen (rote oder weiße Flecken). Benutzen Sie Wärmelampen nur mit Vorsicht und beachten Sie unbedingt die Gebrauchsanleitung des Herstellers.

■ *Kälte* – Tragen Sie einen dünnen Ölfilm auf, um Ihre schmerzenden Gelenke zu isolieren. Schlagen Sie eine Kältepackung in ein trockenes Handtuch ein. Legen Sie ein feuchtes Tuch auf Ihre Haut und legen Sie die Kältepackung auf. Wiederholen Sie diese Behandlung mehrmals am Tag, jedoch nicht länger als 20 Minuten am Stück.

Für Eismassagen können Sie Wasser in einem Pappbecher gefrieren lassen. Danach entfernen Sie einen Teil der Pappe, um genug Eis für Ihre Massage freizulegen. Berühren Sie mit dem Eis direkt Ihre Haut, indem Sie eine leichte, kreisende Bewegung mit geringem Druck für 5 bis 7 Minuten ausüben.

Tipp: Im Handel erhältliche Wärme- bzw. Kältepackungen, die man in der Mikrowelle erwärmt oder ins Gefrierfach legt, sind einfach in der Handhabung und sicherer als Wärmelampen.

Medikamente sind eine wesentliche Stütze der Arthritisbehandlung.

Medikamente helfen gegen den Gelenkschmerz

Neben den Maßnahmen, die Sie selbst zu Hause ergreifen können, sind Medikamente die wesentliche Stütze bei der Arthritisbehandlung. Hier finden Sie die wichtigsten Arthritismittel:

■ *Nichtsteroidale Antirheumatika (NSAR) und andere Schmerz stillende Mittel* – NSAR bewirken zweierlei: Sie lindern den Schmerz (wie bei Osteoarthritis) und bekämpfen die Entzündung (wie bei der Rheumatoiden Arthritis).

NSAR reichen von rezeptfreier Acetylsalicysäure (ASS), Ibuprofen, Ketoprofen und Naproxen bis hin zu stärkeren und hochdosierteren Wirkstoffen, die dann verschreibungspflichtig sind.

Alternative Behandlungen unter der Lupe

Einige der hier aufgeführten Behandlungsformen können wirksam sein. Aber bevor die Ärzte Empfehlungen aussprechen, werden noch mehr wissenschaftliche Studien gebraucht, um die Wirksamkeit der Methoden zu belegen.

Hier ist eine Liste mit alternativen Behandlungen, die noch abschließend bewertet werden müssen:

■ *Akupunktur* – Bei dieser Therapie werden Nadeln an festgelegten Stellen in die Haut gestochen. Untersuchungen zeigen, dass dieser Vorgang körpereigene Schmerzmittel freisetzt: die so genannten Endorphine.

Laut National Institute of Health (Amerikanische Gesundheitsbehörde) stellt die Akupunktur eine vernünftige Wahl bei der Schmerzbehandlung von Osteoarthritis dar. Vor kurzem berichtete aber das American College of Rheumatology, dass die Akupunktur nicht besser wirke als ein Placebo (= Scheinmedikament).

Wenn Sie sich für Akupunktur entscheiden, ist es wichtig, einen kompetenten Akupunkteur zu finden, der sterile Nadeln verwendet. Auch einige Schulmediziner haben die Akupunktur erlernt. Adressen von qualifizierten Akupunkteuren können Sie zum Beispiel bei Ihren Krankenkassen erfragen.

Bei allen NSAR riskieren Sie Nebenwirkungen, die umso wahrscheinlicher werden, je länger die Medikamente hochdosiert eingenommen werden. Das Spektrum reicht von leichten (Ohrensausen) bis zu schwerwiegenden Nebenwirkungen (Magengeschwüre und -blutungen, Nierenschäden, Bluthochdruck und Herzversagen).

Eine neue Klasse von NSAR namens COX2-Hemmer bekämpft Entzündung und Schmerzen, offensichtlich mit einem geringeren Gefahrenpotenzial für Magen und Verdauungstrakt, obwohl noch die Frage besteht, ob sie das Risiko für kardiovaskuläre Erkrankungen erhöhen. Zu den COX2-Wirkstoffen gehört Celecoxib (Celebrex®) und Valdecoxib (Bextra®). Am 30. September 2004 wurde auf Grund alarmierender Studienergebnisse der COX2-Hemmer Rofecoxib (Vioxx®) weltweit vom Markt genommen. Es bestand ein erhöhtes relatives Risiko an

Die längere hochdosierte Einnahme von nichtsteroidalen Antirheumatika erhöht das Risiko möglicher Nebenwirkungen.

■ *Glucosamine und Chondroitin-Sulfat* – Diese Substanzen kommen natürlicherweise im Knorpel vor und sind in Form von Nahrungszusätzen erhältlich. Vorläufige Studienergebnisse zeigen, dass diese Zusätze den Schmerz lindern können. Einige Untersuchungen haben Hinweise für eine Steigerung von Blutzucker, Blutdruck und Cholesterinwerten gefunden. Jedoch fehlen bislang noch Langzeitstudien zur Sicherheit.

■ *Vitamine und andere Nahrungszusätze* – Omega-3-Fettsäuren, die in Meeresfischen vorkommen und ebenfalls in Pillenform erhältlich sind, sowie antioxidative Vitamine (A, C, E) können vorübergehend die Arthritissymptome lindern. Aber große Langzeitstudien müssen die Sicherheit und die Wirksamkeit dieser Substanzen noch belegen.

Viele weitere, alternative Behandlungen reklamieren Wirksamkeit bei Arthritis. Dazu gehört die Aromatherapie, Bienen- und Schlangengift, Dimethylsulfoxid (DMSO), Goldreifen, Kupferarmbänder, Kräutermischungen und Magneten.

Einige dieser Ansätze können sich als wirksam erweisen, aber das Nutzen-/Risiko-Verhältnis ist noch unbekannt. Außerdem sind viele alternative Therapien noch nicht durch die Gesundheitsbehörden überprüft worden.

Herz-Kreislauf-Erkrankungen bei über 18-monatiger Einnahme des Medikaments.

Einige Medikamente haben nur eine begrenzte oder gar keine entzündungshemmende Wirkung, dafür können sie – bei weniger Nebenwirkungen – den Schmerz abschalten. Dazu gehört Paracetamol. Aber bei einer Überdosierung von Paracetamol können Leberschäden auftreten, besonders wenn Sie drei oder mehr alkoholische Getränke am Tag zu sich nehmen.

Tramadol (z. B. Tramal®), ein neues opiat-ähnliches Schmerzmittel, ist wirksam, ohne Magengeschwüre und -blutungen zu provozieren, kann aber Übelkeit, Verstopfung und Schwindel hervorrufen. Unter Tramadol können Krampfanfälle bei Patienten auftreten, die bestimmte andere Medikamente nehmen.

■ *Kortikosteroide* – Diese Medikamente, auch Steroide genannt, zügeln ein überaktives Immunsystem, das bei Rheumatoider Arthritis und anderen Autoimmunerkrankungen wie Lupus vorhanden ist. Die Wirkstoffe lindern den Schmerz, indem sie vor allem eine Gelenkentzündung unterbinden. Sie können entweder geschluckt oder direkt in ein Gelenk gespritzt werden. Sie sind nicht mit den Steroiden verwandt, die beim Bodybuilding genutzt werden (sog. Anabolika).

Kortikosteroide zügeln ein überaktives Immunsystem und lindern Schmerzen.

Zu den Kortikosteroiden gehören Prednison (z. B. Decortin®), Kortison (z. B. Cortison CIBA®), Methylprednisolon (Me-

Vorzüge von Massagen

Massagen beruhigen Ihren Puls, steigern die Durchblutung, entspannen die Muskulatur und fördern die Freisetzung von Endorphinen. Das sind Substanzen, die Ihr Gehirn zum Beispiel dann ausschüttet, wenn Sie sich wohlfühlen.

Durch diese biologischen Effekte kann eine Massage nicht nur verspannte Muskeln, sondern auch Depressionen und Ängste lösen. Außerdem nimmt Ihre Schmerzwahrnehmung ab.

Sie und Ihre Familienmitglieder können Massagetechniken erlernen (Volkshochschulen, Bücher). Bearbeiten Sie die Muskeln um ein betroffenes Gelenk – nicht das Gelenk selber. Wenn es wehtut, hören sie auf.

An diesen neuen Behandlungsmöglichkeiten wird zurzeit geforscht

Die gegenwärtige Forschung richtet sich auf folgende Gebiete:

■ *Antibiotika* – Beflügelt von der Idee, dass eine Infektion eine Rheumatoide Arthritis auslösen könnte, testen die Wissenschaftler eine Behandlung mit Antibiotika. Noch fehlen aber konkrete Untersuchungsergebnisse.

■ *Prosorba Säule* – Diese experimentelle Blutfiltrations-Methode, untersucht in der Mayo Clinic und anderen Laboren, führt zu einer leichten Besserung. Blut wird durch ein Plasma-Austausch-Gerät gepumpt, wo Arthritis auslösende Proteine entfernt werden.

■ *Knorpel-Transplantation* – Knorpelzellen werden einem gesunden Gelenk entnommen, im Labor vermehrt und anschließend in ein durch Osteoarthritis zerstörtes Gelenk gespritzt. Eine ähnliche Methode, die so genannte Periosteale Transplantation, wird derzeit an der Mayo Clinic geprüft. Es geht dabei um Zellen, die – einmal ins Gelenk gespritzt – den Knorpel regenerieren sollen und dadurch die Gelenkflächen heilen lassen.

Insgesamt sind die Wissenschaftler durch vorläufige Ergebnisse ermutigt worden, die bei der Behandlung jüngerer Patienten erzielt worden sind.

typred®), Prednisolon (z. B. Decortin H®) und Triamkinolon (z. B. Volon®).

Bei langfristiger Einnahme können solche Steroide starke Nebenwirkungen entfalten wie Gewichtszunahme, Fettdepots, Gemütsschwankungen, Schlafstörungen, Knochenausdünnung (Osteoporose), Linsentrübung (Grauer Star), steigende Blutzuckerwerte und Bluthochdruck.

■ *Krankheitsverändernde Antirheumatika (KAR)* – Das sind Medikamente, die das Fortschreiten der zugrunde liegenden Autoimmunantwort verlangsamen, die eine Rheumatoide Arthritis oder andere Formen der autoimmunentzündlichen Arthritis verursachen. Dazu zählen beispielsweise Hydroxychloroquin (Quensyl®), orales Gold (Ridaura®), Sulfasalazin (Azulfidine®). Minozyklin, ein Antibiotikum, wurde ebenfalls

Krankheitsverändernde Antirheumatika entfalten erst nach Wochen oder Monaten ihre Wirkung und werden daher mit anderen Mitteln kombiniert.

Wie Sie den Alltag für Ihre Gelenke erträglicher machen

Sie können Schmerzen und Ermüdungserscheinungen reduzieren, indem Sie Ihre Umgebung benutzerfreundlicher gestalten. Hier sind einige Tipps:

■ *In der Küche* – Verwenden Sie wenn möglich Elektrogeräte wie elektrische Dosenöffner, Messer, Mixer usw. Kaufen Sie ein Schneidebrett mit einer rauen Oberfläche, damit beim Schneiden nichts wegrutscht. Um unnötiges Schrubben zu umgehen, besorgen Sie sich Töpfe und Pfannen mit Antihaft-Beschichtungen oder verwenden Sie Alufolie.

Achten Sie darauf, dass Ihr Kochgeschirr leicht ist. Gebrauchen Sie eine Tasche mit Rollen („Hackenporsche"), um schwere Einkäufe zu transportieren.

Minimieren Sie das Beugen, indem Sie häufig verwendete Sachen in Höhe von Schulter und Hüfte verstauen. Überlegen Sie, ob Sie Ihren Herd an einen höher gelegenen Platz umbauen, damit Sie sich nicht beugen müssen. Alternativ können Sie sich eine Mikrowelle einbauen lassen

■ *Im Büro* – Achten Sie auf ausreichende Fuß- und Rückenstützen, wenn Sie sitzen. Ihre Unterarme und Oberschenkel sollten parallel zum Boden sein. Wenn Sie längere Zeit an einer Tastatur tippen oder Ihr Stuhl keine Armlehnen hat, ziehen Sie eine Handgelenk- und Armstütze in Betracht. Eine angewinkelte Arbeitsfläche zum Lesen und Schreiben ist angenehmer für Ihren Hals.

Greifen Sie zu – praktische Hilfsmittel erleichtern Ihnen das Zugreifen

Durch kleine Hilfsmittel wird nicht nur das Lesen leichter, sondern auch das Deckelabdrehen, das Zuknöpfen einer Jacke und andere Dinge des Alltags. Viele dieser Hilfsmittel sind in Sanitätshäusern erhältlich. Hier ist eine kleine Auswahl:

■ *Benutzen Sie dicke, gepolsterte Griffe* – Viele Küchenutensilien gibt es mit dicken Polstergriffen. Aber Sie können sich auch selber mit Schaumstoff behelfen, den man normalerweise für Rohrisolationen benutzt. Wickeln Sie ihn einfach um die Griffe von Zahnbürsten, Kämmen, Stiften, Schlüsselanhängern und Küchenutensilien.

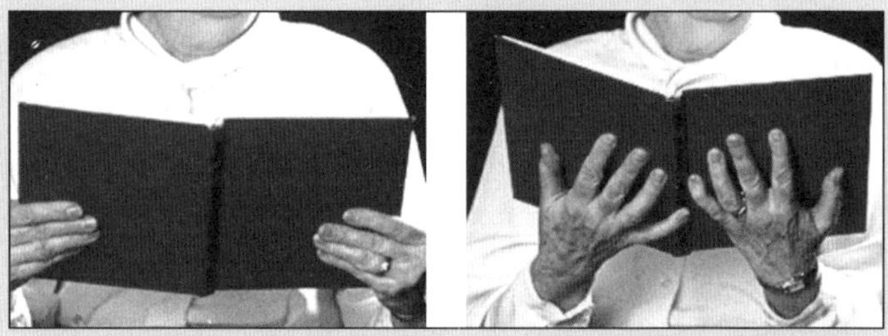

Wenn Sie an Osteoarthritis leiden, kann ein Klemmgriff (oben links) ihre Fingergelenke strapazieren und Schmerzen verursachen. Dagegen ist es viel angenehmer, das Buch ganz auf den Handflächen ruhen zu lassen (oben rechts).

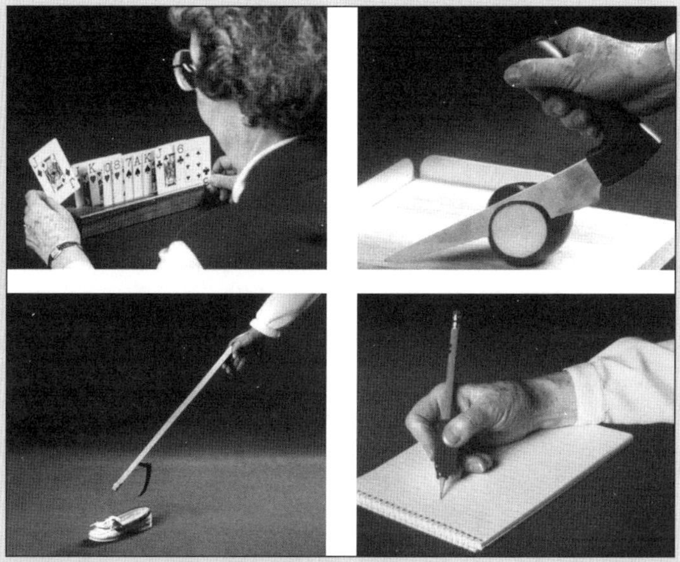

Es gibt viele billige Hilfsmittel für den Alltag. Im Uhrzeigersinn von links oben: ein bequemer Kartenhalter, ein Spezialmesser und ein Schneidebrett (mit Metalldornen, die Obst und Gemüse festhalten), ein spezieller Plastikgriff, mit dem sich Schreibgerät leichter festhalten lässt, und ein langer Greifer, um Dinge vom Boden aufzuheben.

■ *Lernen Sie die Tricks, mit denen man Deckel abhebt, Knöpfe und Griffe bedient* – Der Schlüssel heißt Hebelgesetz: Je länger der Hebel, desto weniger Kraft müssen Sie aufwenden. Sie können Verlängerungen für Türklinken und Herdknöpfe kaufen, ebenso wie Autotüröffner und Untertisch-Deckelöffner, die den Deckel festhalten, während Sie das Glas drehen.

■ *Vermeiden Sie es, Dinge zwischen Daumen und Zeigefinger festzuhalten* – Halten Sie ein Buch, einen Teller oder Becher lieber mit der ganzen Handfläche fest als sie zwischen Daumen und Zeigefinger einzuklemmen. Bei längerem Lesen können Sie auch einen Bücherhalter benutzen. Verwenden Sie Topflappen, damit Sie Ihre ganze Handfläche zum Tragen einsetzen können.

■ *Nutzen Sie Anziehhilfen* – Diese sind nützlich, wenn Sie sich bücken oder nach etwas greifen müssen. Anziehhilfen umfassen zum Beispiel Fußrutschen, verlängerte Greifer für Knöpfe und Reißverschlüsse, Strumpfanzieher.

Auch kann es helfen, sich elastische Bänder in Ihre Ärmel zu nähen oder Knöpfe mit kleinen Gummibändern anbringen zu lassen.

dafür eingesetzt. Diese Wirkstoffe dienen häufig dazu, die weniger schweren Formen einer Rheumatoiden Arthritis in den Griff zu bekommen.

Da KAR erst nach Wochen oder Monaten ihre Wirkung entfalten, werden sie im Allgemeinen mit schneller wirkenden NSAR und Kortikosteroiden kombiniert. KAR können zu schwerwiegenden Nebenwirkungen führen wie Schäden an Nieren und Knochenmark sowie Infektionsanfälligkeit. Bei einer sorgfältigen Überwachung können diese Nebenwirkungen reduziert werden.

Neue Medikamente können das Immunsystem stärker unterdrücken

Immunmodulatoren sind eine KAR-Klasse, mit denen Sie Ihr Abwehrsystem wieder unter Kontrolle bekommen können. Im Allgemeinen wirken sie stärker immunsuppressiv als die oben genannten Wirkstoffe. Zu dieser Gruppe gehören Methotrexat (Lantarel®, Metex®), Azathioprin (Imurek®, Azafalk® u. a.), Cyclosporin (Sandimmun®) und Cyclophosphamid (Endoxan®).

Neueste Medikamente der KAR-Klasse wirken im Allgemeinen stärker, können jedoch auch starke Nebenwirkungen haben.

In letzter Zeit kam noch Leflunomid (Arava®) dazu. Wie andere KAR kann Leflunomid Schmerzen lindern und die Gelenkzerstörung bremsen. Aber neben Knochenmark- und Leberschäden kann die Substanz auch Bluthochdruck verursachen oder verschlimmern.

Eine neuere Klasse von KAR wurde entwickelt, um die Wirkung bestimmter Proteine herabzusetzen, die bei dem Entzündungsgeschehen einer Rheumatoiden Arthritis eine Rolle spielen. 4 dieser Wirkstoffe wurden von der FDA (amerikanische Gesundheitsbehörde) für die Behandlung der Rheumatoiden Arthritis zugelassen: Etanercept (Enbrel®), Infliximab (Remicade®), Adalimumab (Humira®) und Anakinra (Kineret®).

Etanercept, Infliximab und Adalimumab blockieren die Wirkung eines bestimmten Eiweißes (Tumor Nekrose Faktor, TNF), das den Entzündungsvorgang auslöst und verlängert, was wiederum zur Gelenkzerstörung führt. Anakinra hemmt Interleukin-1, ein Protein, das bei Patienten mit Rheumatoider Arthritis gehäuft vorkommt, sodass die Entzündung und Knorpelzerstörung verhindert wird.

Alle Medikamente zur Behandlung der Rheumatoiden Arthritis können schwere Nebenwirkungen haben. Die neuen biologischen Wirkstoffe können Ausschläge, Nervenschäden und andere Nebenwirkungen verursachen, und man befürchtet, dass ihr Einsatz auch mit anderen Immunproblemen wie Lupus assoziiert sein könnte. Die Medikamente können ebenfalls die Infektionsanfälligkeit heraufsetzen, besonders für Tuberkulose (TB), sodass sich ein TB-Test empfiehlt, bevor Anti-TNF-Präparate genommen werden.

■ *Antidepressiva* – Einige dieser Medikamente, besonders die trizyklischen Formen, können chronische Schmerzen reduzieren, und zwar unabhängig von ihren antidepressiven Eigenschaften. Außerdem hat jeder fünfte Patient mit chronischen Schmerzen, wie bei Arthritis, auch Depressionen.

Mit solchen Medikamenten können also die Depression und die damit einhergehenden Schlafstörungen behandelt werden. Die häufigsten Antidepressiva in der Arthritis-Behandlung sind Amytriptylin (Elavil®), Desipramin (Norpramin®), Imipramin (Tofranil® u. a.), Nortriptylin (Pamelor®) und Trazodon (z. B. Thombran®).

Antidepressiva können chronische Schmerzen lindern.

■ *Lokale Schmerzmittel* – Zu den rezeptfreien, lokalen Schmerzmitteln gehören so genannte Rheumasalben (enthalten NSAR), Eucaliyptamint, Kältesprays oder -gele. Alle diese Mittel werden direkt auf die Haut aufgetragen und können vorübergehend manche Arten des Arthritisschmerzes lindern. Andere, zum Beispiel Sportcremes, können eine Entzündung bremsen, nachdem sie in Ihre Haut eingezogen sind. Capsaicin (Jucurba®), ein Wirkstoff aus den Samen der Chilischote, kann den Schmerz in hautnahen Gelenken, das heißt an Fingern, Knien und Ellbogen, reduzieren.

Andere Wege der Schmerzbewältigung

Es gibt verschiedene nicht-operative Möglichkeiten, dem Arthritisschmerz beizukommen. Hier sind einige Beispiele (siehe auch „Alternative Behandlungen unter der Lupe", Seite 38):

■ *Transkutane elektrische Nervenstimulation (TENS)* – Elektroden, die auf die Haut geklebt werden, übermitteln einen leichten schmerzlosen Reizstrom, der die Weiterleitung des Schmerzes zum Gehirn blockiert.

■ *Injektionen mit Hyaluronsäure* – Hyaluronsäure ist eine körpereigene Substanz, die der Elastizität des Gelenkknorpels dient. Bei Osteoarthritis wird diese Substanz im Gelenk abgebaut, sodass die Elastizität verloren geht. Durch ein als Viskosupplementation bezeichnetes Verfahren gibt Ihnen der Arzt über 3 bis 5 Wochen eine Reihe von Hyaluronsäure-Spritzen in die betroffenen Gelenke. Dieses Verfahren ist für Osteoarthritis der Kniegelenke zugelassen, da es eine zeitlang die Gelenkschmierung zu verbessern und den Schmerz zu lindern scheint.

Ersatzgelenke stehen an der Spitze der operativen Methoden

Wenn häusliche Pflege, Gewichtsabnahme und Medikamente nicht ausreichen, um die Symptome zu bekämpfen, empfiehlt sich unter Umständen eine Operation. In den vergangenen 20 Jahren hat sich der Gelenkersatz zur wichtigsten chirurgischen Behandlungsform der Arthritis entwickelt.

Bei diesem Eingriff wird ein Teil des zerstörten Gelenkes entfernt und durch eine Kunststoff-, Edelstahl oder Keramikprothese ersetzt. Manchmal bestehen die Ersatzgelenke auch aus einer Kombination dieser Materialien. Hüftgelenke werden am häufigsten ersetzt. Mit den heutigen Implantaten ist man jedoch in der Lage, auch Schulter, Knie, Finger, Fußknöchel und sogar den Ellbogen ersetzen (siehe auch Spezialreport Nr. 14 Gelenkersatz).

Eine Operation kann angebracht sein, wenn nicht-operative Maßnahmen nicht ausreichen.

Andere chirurgische Eingriffe dienen der Entfernung von Knochensplittern, Knorpelfragmenten und Gelenkhautresten, die Schmerzen verursachen. Der Chirurg kann auch die Gelenkknochen dauerhaft miteinander verbinden, um die Stabilität zu erhöhen und den Schmerz zu vermindern. Der partielle Knieersatz kann auch eine Option für ältere Menschen mit Osteoarthritis sein. Sprechen Sie mit Ihrem Arzt über Risiken und Vorteile in Ihrem Fall.

Diese Behandlungsmethoden lassen Patienten mit Arthritis hoffen. Aber der Schlüssel zum erfolgreichen Umgang mit der Erkrankung liegt in einer positiven Lebenseinstellung, Gewichtskontrolle, genügend Erholung, Einnahme der verschriebenen Medikamente und regelmäßiger Bewegung. ❐

Weitere Informationen

Zum Thema Arthritis gibt es eine Vielzahl an Informationen:

■ Die umfangreichsten Informationen bietet das „Kompetenznetz Rheuma", zu dem 6 Universitätskliniken, das Deutsche Rheuma-Forschungszentrum und 25 Rheumazentren mit über 110 Einrichtungen gehören. Unter www.rheumanet.org/content/m2/index.aspxx können Sie nicht nur fundierte Informationen zu Therapien und Adressen von Kliniken und Selbsthilfegruppen erhalten, sondern auch schriftliche Fragen an das Rheumateam schicken.

■ Deutsche Arthritis-Hilfe e. V., Postfach 11 05 51, 60040 Frankfurt / Main, Tel. 0 683 1 - 94 66 77 (geben das Heft „Arthrose-Hilfe" heraus, kostenlose Weitergabe von Kontaktadressen), www.arthrose.de

■ Deutsche Rheuma-Liga Bundesverband e. V., Maximilianstr. 14, 53111 Bonn, Tel. 022 8 - 76 60 60, www.rheuma-liga.de

■ Sehr guter und übersichtlicher „Rheuma-Wegweiser im Internet" vom St. Willibrord-Spital in Emmerich (Niederrhein): www.rheuma-zentrum.com mit vielen Adressen, Links und einem guten Arthritis-Lexikon.

■ Rheinisches Rheuma Zentrum Mühlenstr. 117, 40668 Meerbusch, bietet einen Online-Dienst an: www.rheuma-online.de.

Inhaltsverzeichnis – Sehvermögen

Sehvermögen

Viele altersbedingte Augenkrankheiten lassen sich gut behandeln

Es ist schon gut 10 Jahre her, dass Ihr Augenarzt Ihnen eine Lesebrille verordnet hat. Nun hat er Ihnen stärkere Gläser verschrieben. Er schlägt Ihnen sogar Bifokalgläser vor (für Fern- und Nahsicht), denn auch Ihr Weit-Sehvermögen hat sich verschlechtert. Und worauf müssen Sie sich als nächstes einstellen?

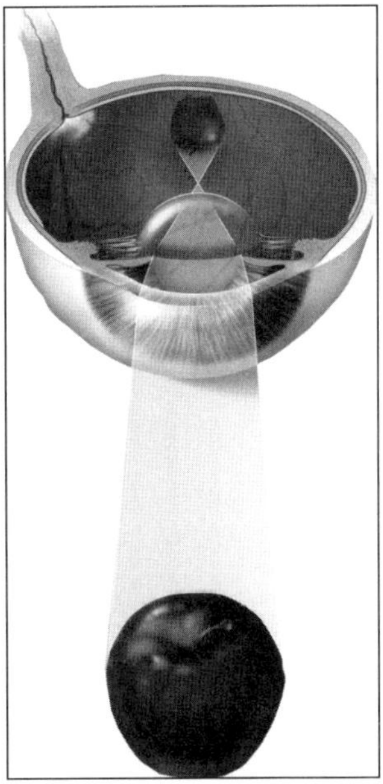

Die Lichtstrahlen, die von einem Gegenstand ausgehen, müssen zuerst von dem optischen Apparat des Auges gebündelt werden. Dazu wird das Licht gebrochen. Das Bild des Gegenstandes, das auf der Netzhaut abgebildet wird, ist seitenverkehrt und steht auf dem Kopf. Im Gehirn werden dann die Bilder verarbeitet.

Es gibt Menschen, die Probleme mit dem Sehen seit ihrer frühesten Kindheit haben. Andere wiederum sehen die überwiegende Zeit ihres Lebens alles messerscharf. Unabhängig von Ihrer persönlichen Situation sind Veränderungen des Sehvermögens mit zunehmendem Alter nahezu unvermeidbar.

Der Alterungsprozess verursacht normalerweise Veränderungen in der empfindlichen Struktur des Auges. Manchmal bedingen diese nur kleine Probleme – beispielsweise Schwierigkeiten, einen Gegenstand in kleiner Entfernung scharf zu sehen. Jedoch können die Veränderungen Ihr Risiko für schwer wiegendere Augenkrankheiten steigern. Das gilt besonders, wenn Sie über 60 Jahre alt sind.

Veränderungen des Sehvermögens sind mit zunehmendem Alter nahezu unvermeidbar.

Glücklicherweise lassen sich viele altersbedingte Augenprobleme durch stetig besser werdende Methoden und Technologien gut behandeln. Zudem können bestimmte Augenerkrankungen anhand von Tests frühzeitig erkannt werden, bevor die Betroffenen einen Sehverlust bewusst wahrnehmen und eine Behandlung die

Wichtige Strukturen des Auges und wie sie funktionieren

Glaskörper – Der Raum hinter der Linse (Glaskörperhöhle) ist mit einer klaren gallertartigen Masse gefüllt. Diese Masse trägt dazu bei, dass im Auge ein angemessener Druck aufrechterhalten werden kann. Der Druck ermöglicht es dem Auge, sowohl seine Form als auch seine Funktion zu wahren.

Trabekelwerk und Schlemm'scher-Kanal – Eine wässrige Flüssigkeit, das Kammerwasser, läuft von der vorderen Augenkammer durch ein schwammartiges Gewebe (Trabekelwerk) in einen röhrenförmigen Kanal, den Schlemm'schen-Kanal. Von dort fließt sie in den venösen Blutstrom.

Blinder Fleck – Dies ist eine runde Wölbung (Papille) im hinteren Teil des Auges, an der der Sehnerv in das Auge mündet. An dieser Stelle gibt es keine lichtempfindlichen Zellen, daher hat sie ihren Namen.

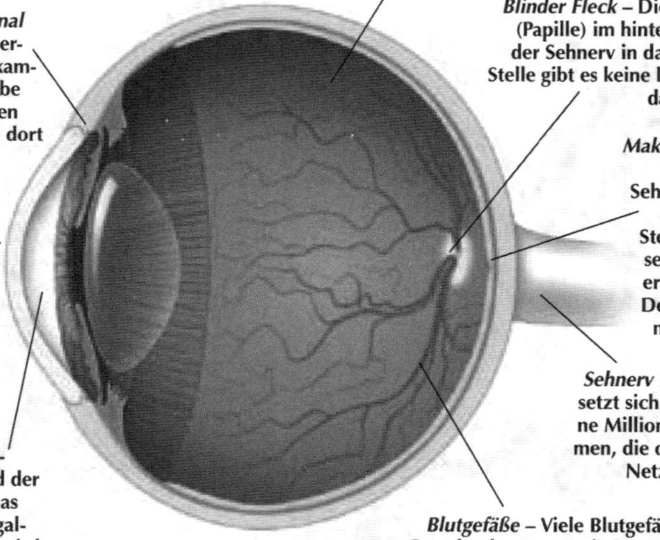

Makula (gelber Fleck) – Die Makula (der kleine Fleck des schärfsten Sehens), die am hinteren Augenpol auf der Netzhaut liegt, ist eine Stelle, an der spezialisierte Zellen sehr dicht aneinander stehen. Sie erlauben Ihnen, Farben und feine Details zu erkennen, wenn Sie einen Gegenstand direkt ansehen.

Tränen – Die Tränen reinigen und ernähren die Oberfläche des Auges und wirken zudem als Schmierfilm für die Lider. Sie werden in Drüsen produziert, die oberhalb der äußeren Augenwinkel liegen. Überschüssige Flüssigkeit läuft über den Tränen-Nasen-Gang in die Nasenhöhle ab.

Sehnerv (Nervus opticus) – Der Sehnerv setzt sich aus den zahlreichen (knapp eine Million) kleinen Nervenfasern zusammen, die die elektrischen Signale von der Netzhaut zum Gehirn weiterleiten.

Kammerwasser – Die vordere Augenkammer, der Raum vor der Linse und der Iris, ist mit Kammerwasser gefüllt. Das Kammerwasser ist wässriger als die gallertartige Masse des Glaskörpers. Es wird kontinuierlich im Auge produziert.

Blutgefäße – Viele Blutgefäße, die die verschiedenen Gewebe des Auges mit Sauerstoff und Nährstoffen versorgen, treten durch den blinden Fleck ins Auge ein.

größten Aussichten auf Erfolg hat. Solche Tests können sowohl Ihr Augenarzt als auch einige Optiker durchführen. Nicht jedes Augenproblem kann vermieden werden, aber mit vorbeugenden Maßnahmen – dem Tragen einer Sonnenbrille oder, falls die Situation es erfordert, einer Schutzbrille, sowie regelmäßigen Kontrolluntersuchungen beim Augenarzt – können Sie sich einigermaßen sicher sein, dass Ihre Augen auch im Alter noch ihren Dienst tun.

Der Weg des Lichts durch die Schichten des Auges

Der erste Schritt zur Erzeugung eines Bildes beginnt damit, dass Lichtstrahlen die Hornhaut des Auges durchdringen. Die Hornhaut ist ein klares, durchsichtiges Häutchen auf dem sichtbaren Teil des Augapfels, die das Auge schützt. Zudem ist sie wichtig für die Sehschärfe. Nächste Station für das Licht bei seiner Wanderung durch das menschliche Auge ist eine verstellbare schwarze Öffnung in seiner Mitte, die Pupille. Ihre Größe kann von dem bunt schillernden Muskelfasernring, der sie umgibt, variiert werden. Dieser farbige Ring im Auge heißt Iris. Die Iris kann sich ausdehnen und zusammenziehen und vergrößert beziehungsweise verkleinert die Pupille dabei. Das Auge kann sich dadurch den äußeren Lichtverhältnissen anpassen und regulieren, wie viel Licht es in sein Inneres hineinlässt.

Trockene Augen – ein häufiges Übel der Wechseljahre

Trockene Augen fühlen sich heiß, sandig und gereizt an. Aber sie verursachen nur selten einen echten Augenschaden.

Augentrockenheit entsteht, wenn nicht genügend Tränenflüssigkeit produziert wird. Das kommt im Alter oft vor. Augentrockenheit trifft häufig Frauen in den Wechseljahren (Klimakterium). Andere Auslöser können verschiedene Erkrankungen, Nebenwirkungen von Medikamenten und Umwelteinflüsse sein.

Augentrockenheit kann nachlassen, wenn Sie die zugrundeliegenden Ursachen behandeln können. Andernfalls ist das Ziel der Behandlung, die Augen feucht zu halten. Dies gelingt mit Augentropfen, einer Augensalbe oder kleinen Stöpseln, die in Kanäle gesteckt werden, durch die die Tränen aus den Augen ablaufen.

Augentrockenheit trifft häufig Frauen in den Wechseljahren.

Veränderungen im Auge, die das Alter mit sich bringt

Trabekelwerk – Mit zunehmendem Alter kann sich der Abfluss des Kammerwassers durch dieses durchlässige Gewebe verschlechtern. Dadurch wird der Augendruck erhöht, was letztendlich zum Grünen Star führt.

Glaskörper – Die durchsichtige gelartige Masse, die den Glaskörper bildet, kann altersbedingt entweder flüssiger werden oder sich zusammenziehen und schrumpfen. Anfangs verursacht eine Veränderung des Glaskörpers den Eindruck umherschwebender Punkte (Mouche volantes) im Gesichtsfeld. Der Glaskörper kann sich aber auch von der Netzhaut ablösen, was zu einem Riss in der Netzhaut oder zur Netzhautablösung führen kann.

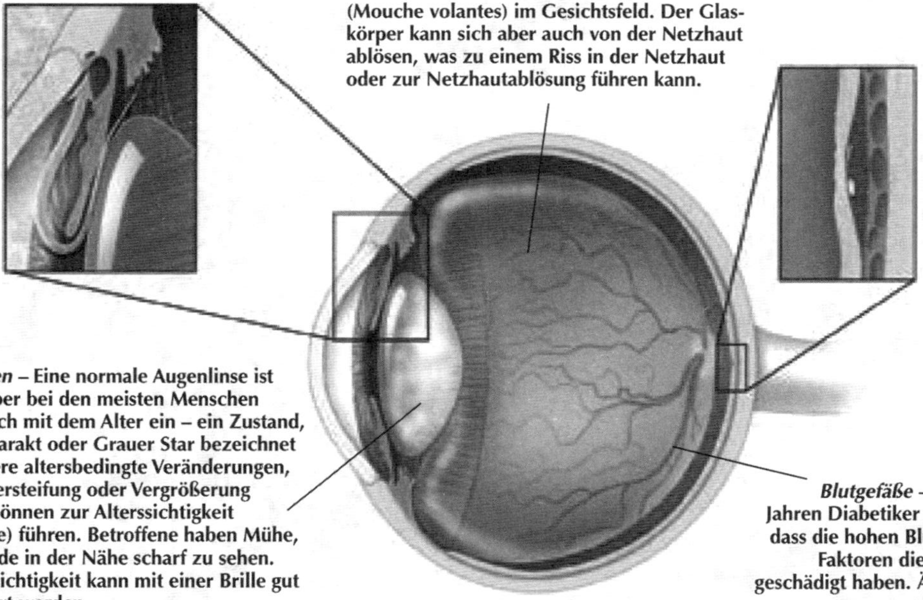

Makula – Bei einigen Menschen können die Zellen der Makula entarten oder durch ein unnormales Wachstum der Blutgefäße geschädigt werden. Mediziner sprechen dann von der altersbedingten Makuladegeneration.

Augenlinsen – Eine normale Augenlinse ist glasklar, aber bei den meisten Menschen trübt sie sich mit dem Alter ein – ein Zustand, der als Katarakt oder Grauer Star bezeichnet wird. Andere altersbedingte Veränderungen, wie eine Versteifung oder Vergrößerung der Linse können zur Alterssichtigkeit (Presbyopie) führen. Betroffene haben Mühe, Gegenstände in der Nähe scharf zu sehen. Die Alterssichtigkeit kann mit einer Brille gut kompensiert werden.

Blutgefäße – Wenn Sie seit mehr als 20 Jahren Diabetiker sind, ist es wahrscheinlich, dass die hohen Blutzuckerwerte und weitere Faktoren die Blutgefäße in Ihren Augen geschädigt haben. Ärzte nennen diese Störung altersbedingte Retinopathie.

Im Augapfel übernimmt dann die Linse die Feinregulierung der Sehschärfe. Ein Muskel, der die Linse umgibt, kann ihre Form verändern, sodass sie das Lichtsignal auf den Millionen von lichtempfindlichen Zellen der Netzhaut (Retina) scharf abbildet. Die Zellen der Retina können das Lichtsignal in einen elektrischen Impuls umwandeln, der zum Gehirn weitergeleitet wird. Dort wird letztlich das Signal ausgewertet und verarbeitet.

Die Lichtstrahlen, die von einem Gegenstand ausgehen, kommen alle aus verschiedenen Richtungen. Sie müssen erst von dem optischen Apparat des Auges gebündelt werden. Dazu wird das Licht gebrochen. Diese Aufgabe übernehmen unter anderem Cornea und Linse. Das Bild des Gegenstandes, das auf der Netzhaut abgebildet wird, ist seitenverkehrt und steht auf dem Kopf. Kein Problem für das Gehirn. Hier werden die Bilder umgekehrt und gedreht und die leicht verschobenen Bilder, die Ihre beiden Augen liefern, zur Deckung gebracht. Das Ergebnis ist ein kontinuierlich ablaufender farbiger, dreidimensionaler Film.

Altersbedingte Augenprobleme sind weit verbreitet

In Deutschland leben etwa 155.000 blinde Menschen (Deutscher Blinden- und Sehbehindertenverband, DBSV) e.V., Berlin). Davon sind 84% über 40 Jahre alt. Die Zahl der Sehbehinderten, die weniger als 30% Sehvermögen besitzen, wird auf 1,5 Millionen geschätzt. Viele der Sehbehinderungen werden durch altersbedingte Erkrankungen hervorgerufen. Zu den haufig vorkommenden Krankheiten zählen:

Altersbedingte Makuladegeneration (AMD) – Diese Erkrankung betrifft eine dicht mit Sehzellen besetzte Region im hinteren Bereich des Auges, die Makula. Die Makula ist die Stelle in der Netzhaut, an der die Bilder mit der größten Schärfe abgebildet werden. Die AMD steht in den Industrieländern an erster Stelle der Erblindungsursachen bei Personen über 50 Jahren.

Zu Beginn der Erkrankung können die Betroffenen kleine Gegenstände oder kleine Schrift in der Nähe schlechter erkennen. Wenn die AMD fortschreitet, verschwimmt das Bild und graue oder leere Flecken bedecken das Zentrum des Gesichtsfeldes. Gerade Linien können gewellt oder gebogen wahrgenommen werden. Bei einigen Patienten entwickelt sich mitten im Gesichtsfeld ein blinder Fleck, wobei das periphere Sehvermögen normalerweise intakt bleibt.

Augenoperationen per Lasereingriff

Lasereingriffe zur Korrektur des Sehvermögens sind für Menschen über 55 Jahre häufig nicht empfehlenswert. Denn je älter Sie werden, desto schwieriger ist es, durch die altersbedingten Veränderungen wie verminderte Tränenproduktion, Grauer Star und Versteifung oder Vergrößerung der Linse (Alterssichtigkeit) eine korrekte und stabile Korrektur des Sehvermögens zu erreichen.

Das schließt aber nicht notwendigerweise alle Personen über 55 von dieser Operationsmethode aus. Falls Sie einen solchen Eingriff für sich in Erwägung ziehen, sollten Sie in jedem Fall einen Augenchirurgen konsultieren und ihn um eine Einschätzung Ihres Falles bitten. Er kann Sie auch über die Risiken einer Laseroperation aufklären.

Es gibt 2 Formen der AMD – die feuchte und die trockene. Die trockene Form ist ein frühes Stadium der Erkrankung. Dabei wird die Gewebeschicht, die unter der Makula liegt und diese ernährt, geschädigt und immer dünner. Das wiederum führt dazu, dass die lichtempfindlichen darüber liegenden Netzhautzellen nicht mehr versorgt werden und Schaden davon tragen. Bei der feuchten Form der AMD wachsen hinter der Makula entartete Blutgefäße. Sie verlieren Blut und Flüssigkeit und schaden damit der zentralen Netzhaut oder der Makula.

Die Form der trockenen altersbedingten Makuladegeneration (AMD) kann durch Veränderungen im Auge zur feuchten Form führen.

Die trockene Form der AMD kann Veränderungen im Auge mit sich bringen, die zur feuchten Form der AMD führen. Wenn Ihr Augenarzt bei Ihnen eine trockene AMD diagnostiziert hat, wird er Ihnen zu häufigeren Augenkontrollen raten. Sie können zusätzlich einen Selbsttest mit dem Amsler Gitter machen, um die feuchte Form der AMD zu erkennen. Das Amsler Gitter ist ein kariertes Quadrat mit einem Punkt in der Mitte. Wenn Sie es regelmäßig mit jeweils einem Auge betrachten, fallen schnell Verzerrungen, blassere Farben oder störende Flecken auf.

Es gibt keine spezifische Behandlungsmethode für die trockene AMD. Allerdings zeigte eine im Oktober 2001 in der Fachzeitschrift Archives of Ophthalmology veröffentlichte Studie, dass die tägliche Einnahme von Nahrungsergänzungsmitteln das Fortschreiten der Erkrankung verlangsamen kann.

Ist die Blutversorgung im Auge blockiert, kann das zu Sehverlust führen

Eine ausreichende Blutzirkulation ist für alle Augengewebe entscheidend. Das betrifft sowohl die Arterien, die das Gewebe mit sauerstoffreichem Blut versorgen als auch die Venen, die das sauerstoffarme Blut wieder abtransportieren.

Wird der Durchfluss in einer Arterie oder Vene blockiert, so ist der Blutkreislauf unterbunden. Die Gewebe erleiden schnell einen Sauerstoffmangel oder schwellen aufgrund des sich anhäufenden Bluts an – und sterben ab. Die Unterbrechung des Blutflusses in einem Hauptblutgefäß kann zu einem plötzlichen, kompletten Sehverlust führen. Häufig erblindet das betroffene Auge. Wird die Blutzirkulation in einem kleineren Blutgefäß unterbrochen, kann das einen Teilsehverlust nach sich ziehen. Eine teilweise verstopfte Vene führt zu einem graduellen Sehverlust. Ein vorübergehender Sehverlust kann durch eine komplette Blockade des Blutflusses entstehen, der innerhalb weniger Stunden behoben werden kann.

Das Risiko einer Verstopfung von Blutgefäßen im Auge nimmt mit steigendem Alter zu. Eine weit verbreitete Ursache dafür ist die lebenslange Anhäufung von fettartigen Ablagerungen an der Innenseite der Gefäßwände (Arteriosklerose). Arteriosklerose kann auch zur Koronaren Herzkrankheit oder zu einem Schlaganfall führen.

Andere Risikofaktoren für eine Blockade der Augengefäße sind Herzrhythmusprobleme, Bluthochdruck, Diabetes und Bluterkrankungen wie Sichelzellanämie und eine entzündliche Autoimmunblutgefäßerkrankung wie die Riesenzellarteriitis.

In den meisten Fällen gibt es keine spezielle Behandlungsmethode für eine Verstopfung der Augenblutgefäße. Dennoch kann Ihnen Ihr Arzt, wenn Sie zu den Risikopatienten gehören, vorsorglich täglich eine Tablette mit dem Wirkstoff Acetylsalicylsäure (Aspirin®) verordnen. Es kann auch sein, dass die Erkrankung, die Ihr Risiko erhöht, behandelbar ist. So kann beispielsweise eine unverzügliche Therapie der Riesenzellarteriitis mit Corticoiden möglicherweise den Sehverlust verhindern.

Das Risiko einer Verstopfung von Blutgefäßen im Auge nimmt im Alter zu und kann zu einem Teilsehverlust führen.

Die trockene AMD schreitet in der Regel langsam voran, während die feuchte AMD normalerweise rapide voranschreitet.

Mit oder ohne Nahrungsergänzungsmittel, die trockene AMD schreitet in der Regel nur langsam voran. Die Betroffenen können oft ein relativ normales produktives Leben führen. Das gilt besonders dann, wenn nur ein Auge betroffen ist. Bei der feuchten AMD ist der Verlust des Sehvermögens normalerweise schwer wiegend und schreitet rapide voran. Nur 10% aller AMD-Erkrankungen zählen zur feuchten Form. Doch ist diese AMD-Krankheitsvariante für 90% der Fälle von schwerem Sehverlust bei den Betroffenen verantwortlich.

Gängige Behandlungsmethoden sind die Photokoagulation und die Phototherapie. Sie können die feuchte AMD stoppen oder ihr Fortschreiten verlangsamen. Bei der Photokoagulation verbrennt und zerstört ein hochenergetischer Laserstrahl die entarteten Blutgefäße hinter der Makula. Die Photokoagulation kann nur dann angewendet werden, wenn die entarteten Blutgefäße nicht unter dem Zentrum der Makula liegen. Bei

Uveitis – eine Erkrankung, die Sie keinesfalls ignorieren sollten

Eine Uveitis (Augenhautentzündung) tritt dann auf, wenn sich ein Teil des inneren Auges, die mittlere Augenhaut, entzündet. Zu den Anzeichen und Symptomen gehören gerötete Augen, klopfende Schmerzen, Lichtempfindlichkeit und verschwommenes Sehen.

Eine Form der Uveitis betrifft den vorderen Teil der mittleren Augenhaut – einschließlich der Iris. Sie heißt daher auch Iritis (Entzündung der Regenbogenhaut). In der Regel verschwinden die Symptome innerhalb einer Woche, wenn sie mit Iris erweiternden Tropfen und antientzündlichen Medikamenten behandelt wird. Allerdings sind Rückfälle häufig.

Wenn die Uveitis den hinteren Teil der mittleren Augenhaut betrifft und ernster verläuft, sind meistens andere Gesundheitsprobleme (Infektionskrankheiten, Autoimmunstörungen) die Auslöser. Meist ist es für den behandelnden Augenarzt schwer, die Ursache herauszufinden. Wird sie aber gefunden und behandelt, verbessert sich auch die Uveitis. Eine lang anhaltende Uveitis, egal welcher Art, kann zu Grünem oder Grauem Star oder zu einem Anschwellen der Retina (Makulaödem) führen.

der Photodynamischen Therapie wird ein lichtempfindlicher Wirkstoff in den Blutstrom injiziert. Dieser konzentriert sich dann im Inneren des entarteten Blutgefäßes unter dem Zentrum der Makula. Dann wird ein kalter Laserstrahl auf die Makula gerichtet, der das lichtempfindliche Medikament veranlasst, Substanzen freizusetzen, die das Blutgefäß verschließen. Die

Wie Sie mit schwacher Sehkraft umgehen

Schwache Sehkraft ist verminderte Sehkraft, die nicht durch Medikamente, Brillen oder Kontaktlinsen kompensiert werden kann.

Wenn es kein Mittel gibt, das Ihnen Ihre Sehkraft wieder zurückgibt, erkundigen Sie sich nach Möglichkeiten, um mit dieser Einschränkung gut umzugehen. Einige spezialisierte Augenärzte können Ihnen dabei helfen. Zu den anpassungsfähigen Technologien und Geräten, die sie empfehlen, kann Folgendes gehören:

- *Optische Geräte* – Lupen können helfen, Gegenstände im Nahbereich scharf zu sehen, und kleine Ferngläser verbessern Ihre Fernsicht.
- *Gute Beleuchtung* – Ausreichendes Licht ist wesentlich für Sehen im Nahbereich.
- *Große Schrift* – Bestimmte Bücher und Zeitschriften, Spielkarten, Armbanduhren oder Tastentelefone sind auch mit großer Schrift erhältlich.
- *Elektronische oder computergestützte Lesegeräte* – Dazu gehören Videosysteme, mit denen sich Schrift vergrößern und auf einem Bildschirm darstellen lässt. Mittlerweile gibt es Programme, die Wörter oder Ziffern erkennen und laut vorlesen können.
- *Veränderungen Ihres Zuhauses* – Bewegungsmelder können die Zimmerbeleuchtung einschalten, sobald Sie eintreten. Eine Zwischensprechanlage am Eingang erleichtert Ihnen die Identifizierung von Besuchern. Vermeiden Sie Stolperfallen wie Teppiche.
- *Erhaltung der Mobilität* – Spezielles Training, um ein selbständiges Zurechtfinden in fremder Umgebung zu erleichtern, zum Beispiel bei der Nutzung öffentlicher Verkehrsmittel.

Schwache, d. h. verminderte Sehkraft kann nicht mittels Medikamenten, Kontaktlinsen oder Brillen korrigiert werden.

Risikofaktoren für Augenkrankheiten

Zunehmendes Alter, Augenkrankheiten in der Familie oder Störungen, die den ganzen Körper betreffen, wie Diabetes, Bluthochdruck oder Herz-Kreislauf-Erkrankungen, können Ihr Risiko erhöhen, bestimmte Augenkrankheiten zu entwickeln: darunter Katarakt, Glaukom, Makuladegeneration und Diabetische Retinopathie. In der nachfolgenden Tabelle bedeutet ein Häkchen, dass Sie ein erhöhtes Erkrankungsrisiko tragen, wenn Sie ...

	Glaukom (Grüner Star)	**Katarakt (Grauer Star)**	**Makuladegeneration**
... eine Augenentzündung oder -verletzung erlitten haben	✔	✔	
... kurzsichtig sind	✔		
... Kortikosteroide über längere Zeit eingenommen haben	✔	✔	
... rauchen		✔	✔
... übermäßig lange starkem Sonnenlicht ausgesetzt waren		✔	✔

Erfolgsaussichten beider Methoden sind begrenzt und hängen davon ab, wo und in welchem Ausmaß sich die entarteten Blutgefäße gebildet haben.

Katarakt (Grauer Star) – Diese Trübung der Linse ist häufig das Ergebnis der normalen Alterung. Sie tritt auf, wenn Proteinfasern zerfallen und dabei verklumpen. Zunächst werden nur kleine Bereiche der Linse getrübt. Die Trübung breitet sich aber allmählich aus und wird dichter. Der Graue Star zerstreut das Licht, das in Ihr Auge dringt und verhindert so, dass ein scharfes Bild auf der Retina abgebildet wird. In Folge dessen sehen die Betroffenen immer verschwommener und sie reagieren empfindlich auf helles und grelles Licht.

Der graue Star schmerzt nicht und entwickelt sich so langsam, dass Sie in den Anfangsstadien den Sehverlust vielleicht gar nicht bemerken. Er kann sich in einem oder beiden Augen entwickeln und Teile der Linse oder die gesamte Linse betreffen.

Zur Behandlung des Grauen Stars wird die getrübte Augenlinse operativ entfernt und durch eine klare, künstliche Linse ersetzt. Mit dieser gängigen Methode wird das Sehvermögen der Operierten um 90 bis 95% verbessert. Sie können mit Ihrem Augenarzt darüber sprechen, ob eine Operation auch für Sie infrage kommt und wann der beste Zeitpunkt dafür wäre. In frühen Krankheitsstadien können Ihnen verschiedene Brillengläser oder vergrößernde Linsen sowie eine bessere Beleuchtung helfen, ausreichend zu sehen, sodass die Operation noch nicht notwendig ist. Wenn der Graue Star allerdings Ihre Lebensqualität einschränkt, Sie beim Autofahren und Lesen behindert und Sie von einem unabhängigen Leben abhält, sollten Sie die Operation in Erwägung ziehen.

Eine Katarakt-Operation wird normalerweise ambulant durchgeführt. Sie dauert weniger als 1 Stunde. Die häufigste OP-Methode ist die Phakoemulsifikation. Dabei macht der Chirurg einen kleinen Schnitt in die Hornhaut und führt dann eine hauchdünne Sonde in die Linse ein. Die schnell vibrierende Sonde weicht und löst die trübe Linse auf, sodass sie abgesaugt werden kann.

Eine andere Operationsmethode ist die extrakapsuläre Kataraktextraktion, für die ein größerer Schnitt notwendig ist, damit die Linse in einem Stück entfernt werden kann. Bei jeder der beiden Operationsmethoden wird in der Regel eine künstliche Linse eingesetzt. Einige dieser implantierten Linsen sind starre Scheiben, für die beim Einpflanzen ein größerer Schnitt notwendig ist. Andere Linsen sind flexibel. Sie können gefaltet werden und so durch einen kleinen Schnitt in die Linse eingeführt werden, wo sie dann zur vollen Größe entfaltet werden.

Wie schnell das Sehvermögen nach dem Eingriff wiederkommt, ist individuell verschieden. Einige Menschen sehen sofort nach der Operation wieder gut, während andere eine Brille benötigen. Eine neue Brille wird Ihnen der Augenarzt erst nach ein paar Wochen verschreiben, damit das operierte Auge Zeit hat, zu heilen. Bei der Grauen Star-Operation wird immer nur ein Auge korrigiert. Wie gut Sie direkt nach der Operation sehen, hängt daher meistens davon ab, wie gut Sie mit dem nicht operierten Auge sehen können.

Nach einem operativen Eingriff ist es individuell verschieden wie schnell Sie Ihr Sehvermögen wiedererlangen.

Glaukom (Grüner Star) – Nach Angaben des Initiativkreises zur Glaukomfrüherkennung leiden etwa 80.000 Deutsche an dieser Erkrankung. Es wird allerdings vermutet, dass auf jeden diagnostizierten Fall mindestens einer kommt, der von seiner Erkrankung noch nichts ahnt. Ein möglicher Grund dafür liegt darin, dass keine Symptome bei der häufigsten Form des Grünen Stars auftreten, bis das Gesichtsfeld eingeschränkt ist. Zu diesem Zeitpunkt ist der Sehverlust erheblich und nicht mehr rückgängig zu machen. Unbehandelt kann auch Ihr zentrales Sehvermögen langsam nachlassen, bis Sie vollständig erblindet sind.

Ein Glaukom tritt auf, wenn der Sehnerv am hinteren Augenrand beschädigt wird, wofür meistens ein erhöhter Druck der Augenflüssigkeit verantwortlich ist. Der erhöhte Druck kann sich aufbauen, wenn das Drainagesystem der Augenkammer (Trabekelwerk und Schlemm'scher Kanal) nicht mehr richtig arbeitet.

Altersbedingte Veränderungen können nicht nur im Auge, sondern auch an der Augenoberfläche oder -umgebung auftreten.

Wenn Ihre Augenumgebung in Mitleidenschaft gezogen wird

Neben den Veränderungen im Auge gibt es auch altersbedingte Beeinträchtigungen der Augenoberfläche und in der Augenumgebung. Zu diesen Veränderungen zählen:

- *Entropium und Ektropium* – Bei diesen Zuständen wölbt sich ein Augenlid (typischerweise das untere) entweder nach innen, sodass Ihre Wimpern gegen den Augapfel reiben, oder nach außen, sodass Ihre Lidschleimhaut exponiert ist (Ektropium = Hängelid). Diese Zustände können zu Reizungen, übermäßigem Tränenfluss, Schleimabsonderung oder Verkrustung um das Lid führen. In schweren Fällen können eingedrehte Lider Ihre Hornhaut verkratzen und eine Infektion oder Vernarbung nach sich ziehen.

- *Dermatochalasis* – Damit bezeichnet man ein schlaff herabhängendes Lid. Eine Beeinträchtigung kann erfolgen, wenn davon das obere Lid betroffen ist und Ihre Pupille abdeckt (Schlupflid).

- *Ptosis* – Nerven-, Muskel- oder Sehnenprobleme können Ihre Fähigkeit einschränken, das Oberlid vollständig hochzuziehen.

Sobald tiefer gehende medizinische Ursachen ausgeschlossen sind, können die erwähnten Zustände durch einen chirurgischen Eingriff unter örtlicher Betäubung korrigiert werden.

Dadurch wird der Abfluss des Kammerwassers behindert – eine Flüssigkeit, die ständig neu kurz hinter der Iris gebildet wird – und durch den Rückstau entsteht der erhöhte Druck. Das Drainagesystem wird bei den beiden Haupttypen des Glaukoms auf verschiedene Weise gehemmt:

■ *Primäres Offenwinkelglaukom* – Dieser Glaukomtyp tritt auf, wenn der Abfluss des Kammerwassers durch das Trabekelwerk nicht mehr richtig funktioniert. Diese Form ist für etwa 90% aller Glaukome verantwortlich.

■ *Winkelblockglaukom* – Dieser Glaukomtyp ist die Folge einer Behinderung oder Blockierung des Abflusses, der durch eine zu starke Annäherung der Iris an die Hornhaut (Kammerwinkel) verursacht wird.

Es gibt keine Heilung für das primäre Offenwinkelglaukom, aber der Sehverlust kann meist verhindert oder gebremst werden, indem der Augeninnendruck gesenkt wird. Augentropfen, die entweder die Produktion des Kammerwassers herabsetzen oder den Abfluss verbessern, gehören meist zum Mittel der Wahl. Zu diesen Medikamenten gehören:

Das primäre Offenwinkelglaukom kann meist verhindert oder gebremst werden.

Multifokale Linsenimplantate

Meist wird bei einer Katarakt-Operation eine monofokale Linse eingesetzt. Diese verbessert dann entweder Ihre Nah- oder Fernsicht, aber nicht beides gleichzeitig.

Die ersten multifokalen Linsen wurden 1997 in den USA eingeführt. Theoretisch machen diese Linsen den Gebrauch von Brillen nach einer Katarakt-Operation überflüssig. Jedoch müssen selbst nach einer erfolgreichen Implantierung von multifokalen Linsen noch gewisse Einschränkungen in Kauf genommen werden.

Mit einer multifokalen Linse können Sie wieder sowohl im Nah- als auch im Fernbereich scharf sehen, verlieren aber trotzdem an Sehqualität – vor allem der Kontrast wird schwächer („Weichzeichner-Effekt"). Die Wissenschaftler arbeiten jedoch an einer Verbesserung der neuen Linsentypen. Außerdem befinden sich bereits neue Linsenimplantate in der Entwicklung, die flexibel sind und den Mechanismus des natürlichen Fokussierens nachahmen sollen.

■ Betablocker wie Betaxolol (Betoptima®), Carteolol (Arteoptic®), Levobunolol (Vistagan®), Metipranolol (Betamann®, Normoglaucon®) und Timolol (Arutimol®, Dispatim®, u. a.)

■ Karboanhydratase-Inhibitoren wie Dorzolamid (Trusopt®)

■ Alpha-Adrenerge Wirkstoffe wie Apraclonid (Iopidine®) und Brimonidin (Alphagan®)

■ Prostaglandin-Analoga wie Bimatoprost (Lumigan®) und Latanoprost (Xalaton®)

■ Miotika wie Pilocarpin (Pilomann®, Fotil® u. a.)

Um wirksam zu sein, müssen die Druck senkenden Augentropfen ein- oder mehrmals am Tag angewendet werden. Außerdem können Nebenwirkungen Ihre Augen oder andere Körperteile beeinträchtigen. Deshalb sollten Sie die Augentropfen unbedingt erwähnen, falls Sie von einem Arzt nach Ihren Medikamenten gefragt werden.

Wenn die Augentropfen alleine nicht die erwünschte Drucksenkung erreichen, kann Ihr Arzt Ihnen auch ein orales Medikament verschreiben, das jedoch meistens nur für eine kurzfristige Einnahme gedacht ist. Am häufigsten werden dann Karboanhydratase-Inhibitoren verschrieben. Dazu gehört Acetazolamid (Dinramid®, Glaupax®).

Eine Operation wird im Allgemeinen erst vorgenommen, wenn Augentropfen und orale Medikamente keinen Erfolg haben. Bei einem operativen Verfahren verwendet der Chirurg einen Laser, um Ihr Trabekelwerk zu öffnen, sodass das Kammerwasser wieder abfließen kann.

Andere laserfreie Verfahren sorgen für einen neuen Abfluss oder implantieren einen winzigen Abflussschlauch. Durch die Operation muss aber die Verwendung von Augentropfen oder oralen Medikamenten nicht unbedingt überflüssig werden. Außerdem müssen die neuen Drainagewege nicht unbegrenzt offen bleiben und können Ihr Risiko für Augeninfektionen heraufsetzen.

Ein Winkelblockglaukom kann sich allmählich oder auch plötzlich entwickeln und gilt als medizinischer Notfall.

Das Winkelblockglaukom kann sich allmählich oder plötzlich entwickeln. Wenn sich der Kammerwinkel zwischen Iris und Hornhaut plötzlich verschließt, kann sich schnell ein erhöhter Augeninnendruck aufbauen und eventuell zu Beschädigungen am Sehnerv oder zur Erblindung innerhalb weniger

Stunden führen. Zeichen und Symptome eines plötzlichen Kammerwinkelverschlusses sind starke Augenschmerzen, Rötung, verschwommenes Sehen, Lichtringe um Leuchtquellen, Kopfschmerzen oder Übelkeit. Das Winkelblockglaukom ist ein medizinischer Notfall.

Die Behandlung muss sofort erfolgen und umfasst eine lasergestützte Operation, die so genannte Iridotomie. Dabei verwendet der Augenspezialist einen Laser, um ein Loch in die Iris zu machen, durch das das Kammerwasser abfließen kann. Ohne Behandlung können Sie innerhalb von ein bis zwei Tagen auf dem betroffenen Auge vollständig erblinden.

Diabetische Retinopathie – Diese Komplikation bei einem Diabetes ist die Folge einer Veränderung kleiner Blutgefäße, die Ihre Retina versorgen. Bei der schwächeren Form dieser Erkrankung können die Blutgefäße ein Leck aufweisen, wodurch

Wie Sie Ihre Sehkraft erhalten

Obwohl das Alter nicht spurlos an Ihren Augen vorübergeht, können Sie und Ihr Augenarzt Erkrankungen verhindern oder zumindest deren Fortschreiten bremsen, indem sie Folgendes beachten:

- *Frühzeitige Diagnose* – Routineuntersuchungen können Augenerkrankungen früh feststellen, sodass die Behandlungschancen noch Erfolg versprechend sind. Wenn Sie zwischen 40 und 65 sind, gehen Sie alle 2 bis 4 Jahre zur Augenuntersuchung. Nach dem 65. Lebensjahr sollten Sie alle 1 bis 2 Jahre zum Augenarzt gehen. Falls Sie eine Augenentzündung oder eine familiäre Vorbelastung hatten, lohnt sich ein jährlicher Check-up (oder häufiger, falls Ihr Arzt Ihnen dazu rät).

- *Behandeln Sie Krankheiten, die den ganzen Körper betreffen* – Indem Sie Ihren Diabetes, Bluthochdruck oder Herz-Kreislauf-Erkrankungen in den Griff bekommen, reduzieren Sie auch Ihr Risiko für Augenprobleme.

- *Minimieren Sie den Augenkontakt mit ultraviolettem (UV) Licht* – Es gibt 2 Möglichkeiten, Ihre Augen vor den UV-Strahlen zu schützen. Dazu gehören ein Hut mit breitem Schirm, der Ihre Augen beschattet, und eine Sonnenbrille mit UV-Schutz.

Frühzeitige Diagnose schützt Sie vor altersbedingten Augenerkrankungen bzw. kann deren Fortschreiten bremsen.

Flüssigkeit austritt und die Netzhaut anschwillt. Meistens wird Ihre Sehkraft dadurch kaum beeinträchtigt, es sei denn, dass Ihre Makula betroffen ist.

Bei der fortgeschritteneren Form der Diabetischen Retinopathie sprießen neue Blutgefäße in den Glaskörper ein. Auch diese Gefäße können brüchig werden und bluten, was eine plötzliche Erblindung zur Folge hat. Narbenbildung um die neuen Gefäße kann an Ihrer Retina ziehen und eine Netzhautablösung verursachen.

Die Vorsorgemaßnahmen gegen die Diabetische Retinopathie beinhalten eine konsequente Behandlung der Zuckerkrankheit. Besonders wichtig ist es, Ihren Blutzuckerspiegel möglichst nahe am Optimum zu halten. Außerdem sollten Sie auch Ihren Blutdruck und Cholesterinspiegel unter Kontrolle haben. Die Behandlung der Diabetischen Retinopathie – wie

■ *Verwenden Sie schützende Brillengläser* – Nutzen Sie Sicherheitsgläser, falls eine Verletzungsgefahr besteht.

■ *Hören Sie auf zu rauchen* – Rauchen verdreifacht das Risiko für ein Katarakt oder eine Makuladegeneration.

■ *Achten Sie auf frühe Krankheitssymptome* – Suchen Sie ärztliche Hilfe, wenn Sie plötzliche Einbußen Ihrer Sehkraft bemerken. Sehverlust in einem Auge, Doppeltsehen, Nebelsehen oder Verzerrungen, das Auftreten von Blitzen oder schwarzen Flecken oder das Sehen von Ringen oder Regenbogen um Leuchtquellen erfordern einen sofortigen Arztbesuch.

■ *Ernähren Sie sich ausgewogen* – Ein einseitiger Speiseplan kann ebenfalls das Risiko für Augenprobleme steigern. Jedoch gibt es noch keine schlüssigen Beweise dafür, dass die Einnahme bestimmter Vitamine und Mineralstoffe, zum Beispiel das antioxidative Anthocyan sowie die Karotenoide Lutein und Zeaxanthin, Augenkrankheiten verhindern. Es ist ebenso unklar, ob eine verstärkte Vitamin- und Mineralzufuhr schädlich ist. Entsprechende Richtlinien können erst nach Abschluss von laufenden Studien erstellt werden.

Schützen Sie Ihre Augen vor Umwelteinflüssen und so sich selbst vor Augenerkrankungen.

der Verschluss der Blutgefäße im Auge mittels eines Lasers (Fotokoagulation) oder die Entfernung des Glaskörpers (Vitrektomie) und Ersatz durch klare Flüssigkeit – sind meist wirksam.

Netzhautablösung – Wenn der Glaskörper schrumpft, kann er von der Retina zurückweichen. Falls der Zug des Glaskörpers dabei stark genug ist, kann die Netzhaut abreißen. Die dadurch verursachte Ablösung Ihrer Netzhaut vom Augapfel führt zu einem teilweisen Verlust Ihrer Sehkraft. Ohne Behandlung kann Ihre Sehkraft ganz verloren gehen.

Obwohl schmerzfrei, macht sich die Netzhautablösung fast immer durch bestimmte Symptome bemerkbar: plötzlich auftretende Gebilde, die an Spinnweben erinnern, oder eine Wolke aus Flecken, die von kleinen Lichtblitzen begleitet wird. Sobald Sie diese Anzeichen bemerken, sollten Sie sofort einen Augenarzt aufsuchen. Übrigens kann Stillhalten und Augenschließen die Netzhautablösung aufhalten, bis Sie Hilfe bekommen können.

Wie sich Ihre Sehkraft testen lässt

Eine gründliche Augenuntersuchung beginnt wahrscheinlich mit einer Befragung durch Ihren Augenarzt, bei der geklärt wird, ob Sie oder Ihre Familie schon einmal Augenprobleme hatten. Eine Reihe von Tests dient der Überprüfung Ihrer Sehkraft. Dazu gehört das Ablesen von einer Tafel mit verschieden

Wie Sie ein Glaukom vermeiden

Wenn Sie einen erhöhten Augeninnendruck haben, aber noch nicht unter einem Glaukom leiden (etwa 1% der Bevölkerung ist davon betroffen), können Sie von Druck senkenden Augentropfen profitieren.

Eine neuere Studie konnte zeigen, dass die Verwendung solcher Augentropfen über 5 Jahre die Wahrscheinlichkeit für die Entwicklung eines Glaukoms bei Risikopatienten von 10% auf 5% reduzierte.

Risiko wurde von 10% auf 5% reduziert

Wenn Sie zu den Risikopatienten gehören, sprechen Sie mit Ihrem Arzt über diese Medikamente, die teuer und nebenwirkungsbehaftet sein können. Zusammen können Sie Nutzen und Risiken abwägen.

Wenn Sie an einem Glaukom leiden, können Ihnen Druck senkende Augentropfen helfen.

Verschiedene Tests helfen Ihrem Arzt Ihre Sehkraft zu prüfen.

großen Buchstaben (Sehschärfetest) oder der Blick durch verschiedene Linsen, um die Korrekturlinse für den optimalen Ausgleich der Fehlsichtigkeit zu finden (Subjektive Refraktometrie). Weitere Untersuchungen können Folgendes beinhalten:

■ *Gesichtsfeld-Test (Perimetrie)* – Ihr Arzt wird Sie fragen, ob Sie in der Lage sind, kleine Objekte oder Lichtpunkte vor Ihrem Auge zu sehen. Mithilfe dieser Daten kann er eine Karte Ihres Gesichtsfeldes erstellen.

■ *Tonometrie* – Bei dieser Augenuntersuchung (häufig auch Glaukomtest genannt) bestimmt der Arzt den Augeninnendruck, indem er die Kraft misst, die zum Einbeulen der Hornhaut notwendig ist. Der kurze Druck wird durch einen Luftstoß oder einen abgeflachtes Messköpfchen erzeugt.

■ *Spaltlampenmikroskopie* – Eine Spaltlampe ist ein Mikroskop, das einen intensiv leuchtenden Spalt als Lichtquelle nutzt. Ihr Augenarzt verwendet dieses Gerät, um einen Querschnitt durch Hornhaut, Iris und Linse zu untersuchen.

■ *Untersuchung mit erweiterter Pupille* – Ihr Arzt kann einiges über Ihr Auge herausfinden, indem er in Ihren Augeninnenraum blickt. Um eine bessere Sicht zu erhalten, gibt es Augentropfen, die die Pupille erweitern. Verschiedene Sichtgeräte wie Ophthalmoskop (Augenspiegel) oder Spaltlampenmikroskop dienen Ihrem Augenarzt dazu, Ihre Linse, Retina und den Sehnerv zu untersuchen.

Wo Sie Hilfe finden

Weitere Informationen bietet der Berufsverband der Augenärzte Deutschlands e. V., Tersteegenstr. 12, 40474 Düsseldorf (www.augeninfo.de/patinfo/index.htm). Auch beim Thema Sehhilfen werden hier gute Tipps gegeben. Tel. 02 11 / 430 37 00

Wissenswertes zum Thema Glaukom bietet der Initiativkreis zur Glaukomfrüherkennung e. V., Planegger Str. 48, 82110 Germering (www.glaukom.de)

Die Adressen vieler Augenärzte und Augen-Kliniken finden Sie unter www.augen.de/search.php.

■ *Fluorescein Angiographie* – Für diesen Test wird Ihnen ein Farbstoff (Fluorescein) injiziert. Während der Farbstoff durch die Blutgefäße in Ihrem Auge strömt, leuchten diese gelb auf. Mithilfe eines Fotoapparates werden alle paar Sekunden Bilder gemacht. Diese Bilder helfen dem Arzt bei der Begutachtung der Netzhautgefäße oder bei der Identifizierung von neuen Gefäßaussprossungen.

Welche anderen Behandlungen zurzeit erprobt werden

Einige Behandlungsverfahren mit modernsten Technologien für altersspezifische Augenkrankheiten befinden sich noch in der Erprobung. So hoffen Wissenschaftler, zum Beispiel die Makuladegeneration bald erfolgreich mit folgenden Methoden behandeln zu können:

■ Medikamente, die die Aussprossung abnormer Blutgefäße im Auge unterbinden

■ Transplantationen der äußeren Netzhautschicht (Retinales Pigmentepithel). Wenn dieser Teil der Makula degeneriert, führt dies zu einer starken Beeinträchtigung der Makula.

Obwohl neuartige Verfahren zukünftig vielleicht viele Augenkrankheiten heilen werden, bleiben Vorsorge und Frühdiagnose von Augenerkrankungen bis dahin noch der beste Schutz für gesunde Augen. Sie können dazu beitragen, indem Sie auf sich acht geben und regelmäßig zum Augenarzt gehen. ❑

Vorsorge und Früherkennung sind noch immer der beste Schutz für gesunde Augen.

Was Sie beim nächsten Mal Ihren Arzt fragen wollen:

Inhaltsverzeichnis – Gesunder Rücken

Gesunder Rücken

Überwinden Sie Schmerzen und bleiben Sie aktiv – Bewegung, Haltung, chirurgische Optionen und neue Therapien

Circa 80% der Erwachsenen leiden im Laufe ihres Lebens unter Rückenschmerzen.

Sie hatten bisher nie einen Grund, über die Gesundheit Ihres Rückens nachzudenken. Doch eines morgens wachen Sie mit einem stechenden Schmerz im Rücken auf, sodass Sie fast nicht aufstehen konnten. Nun können Sie kaum noch über etwas anderes nachdenken. Können Sie irgendetwas unternehmen, um die Rückenschmerzen wieder loszuwerden?

Etwa 80% der Erwachsenen haben irgendwann einmal mit Rückenschmerzen zu tun. Sie können überall entlang der Wirbelsäule auftreten, doch meistens betreffen sie den unteren Bereich des Rückens. Der Schmerz kann plötzlich auftreten oder er entwickelt sich mit der Zeit. In einigen Fällen können Sie die Rückenschmerzen auf ein bestimmtes Ereignis zurück-

Personen mit häufigen Rückenproblemen

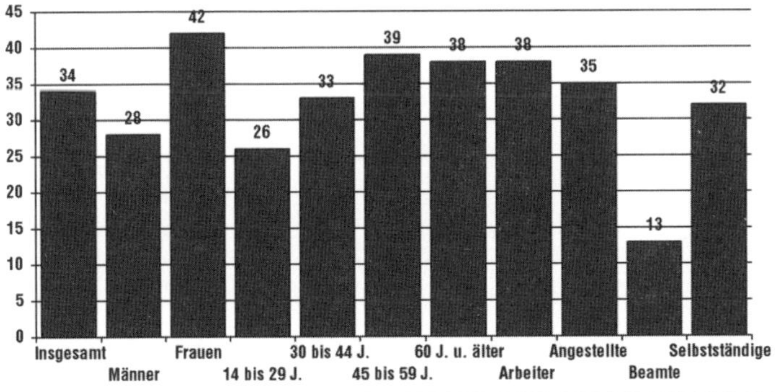

Nach einer Studie von Forsa liegt der Anteil der Frauen, die häufig mit Rückenschmerzen zu tun haben, mit 42% deutlich höher als der Anteil der Männer mit lediglich 28%. Interessant ist auch der Vergleich von Beamten mit 13% gegenüber 32% der Selbständigen. Während Rückenschmerzen in Entwicklungsländern weitgehend unbekannt sind, gehören sie in den Industrienationen zu den häufigsten Erkrankungen – mit steigender Tendenz. Während 1980 jeder fünfte Bundesbürger über Rückenschmerzen klagte, tat dies im Jahr 2000 bereits jeder dritte. Quelle: Forsa Studie, August 2000

führen, wie zum Beispiel das Heben eines schweren Gegenstandes oder wenn Sie sich verdreht haben. Auf der anderen Seite können Sie auch mit Rückenschmerzen aufwachen und Sie wissen nicht, woher sie kommen könnten.

Ihr Rücken leidet mit dem Alter unter Abnutzungs- und Verschleißerscheinungen.

Welche Alterserscheinungen den Rücken betreffen

Ihr Rücken leistet Schwerstarbeit, um täglich die Belastungen abzufedern. Doch mit der Zeit führt diese ständige Belastung zu einem Abnutzungsprozess, indem die Wirbelsäule sowie die umgebenden Strukturen zu verschleißen beginnen. Ihr Rücken kann von folgenden altersbedingten Erkrankungen betroffen sein:

■ *Gelenkarthrose* – Dies ist die häufigste Form von Arthrose. Die Knorpelschicht, mit der die Gelenke ausgekleidet sind, nutzen sich mit der Zeit ab. Die Knorpelschicht wird rau und kann sogar ganz verschwinden, sodass die Knochenenden einander berühren und aneinander reiben. Gelenkarthrose kann zu Schmerzen, Steifheit und eingeschränkter Beweglichkeit führen. Es können sich auch knöcherne Auswüchse bilden, so genannte Osteophyten, die in den Spinalkanal hineinwachsen können.

■ *Osteoporose* – Der Verlust an Knochendichte, der mit Osteoporose einhergeht, kann die Wirbelkörper so schwächen, dass sie schon bei geringer Belastung brechen. Osteoporose, die besonders bei Frauen nach der Menopause häufig ist, kann zu Schmerzen, Instabilität der Wirbelsäule sowie zu einer allmählich schrumpfenden Körpergröße führen.

■ *Schrumpfung und Versteifung der Bandscheiben (Degeneration der Bandscheiben)* – Die Bandscheiben wölben sich und verengen so den Zwischenraum für die Nervenstränge.

■ *Geschwächte Muskeln, besonders dann, wenn Sie sich nicht körperlich bewegen* – Wenig trainierte Muskeln machen Sie anfälliger für Muskel- und Rückenverletzungen. Außerdem bieten sie dem Rücken weniger Halt, was zu einer zusätzlichen Belastung des Rückens führt.

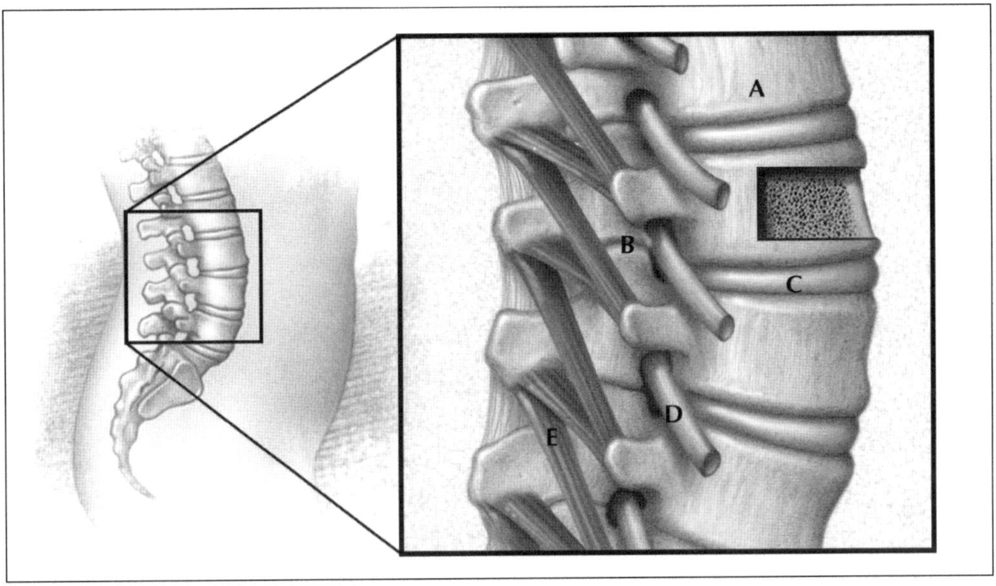

Zu einer intakten Rückenfunktion gehört das komplexe Zusammenspiel aller Komponenten, einschließlich der Wirbelkörper (A). Diese Knochen, die vom Steiß bis zum Hals aufeinander gesteckt sind, bilden die Wirbelsäule. Die 24 beweglichen Wirbel formen 3 Kurven, damit das Gewicht des Oberkörpers gestützt und abgefedert werden kann. Die Wirbelbogengelenke (B), die die meisten Wirbel verbinden, stabilisieren die Wirbelsäule und lassen gleichzeitig Bewegungen zu. Die Bandscheiben (C) fungieren als Kissen zwischen den Wirbelkörpern und federn durch Bewegungen verursachte Stöße ab, und ermöglichen eine Beweglichkeit der Wirbelsäule. Die Bandscheiben bestehen aus einem festen Faserring, der einen elastischen Gallertkern umgibt, der überwiegend aus Wasser besteht. Die Nerven (D) befinden sich in einem offenen Kanal (Spinalkanal), der meist vertikal zur Wirbelsäule verläuft. Öffnungen an den Seiten der Wirbelsäule (Kreuzbeinlöcher bzw. Formina) bilden die Verbindungskanäle für die Nerven, die sich vom Rückenmark aus verbreiten. Die Bänder (E) sind strangförmige Faserbündel aus festem Bindegewebe, die die Wirbelkörper zusammenhalten (Haftbänder) und den Bewegungsumfang der Wirbelsäule eingrenzen (Hemmungsbänder).

Es kann schwer sein, die genaue Ursache von Rückenschmerzen zu bestimmen. Es ist bekannt, dass bei der überwiegenden Mehrheit der Menschen mit Rückenschmerzen keine schwerwiegenden Erkrankungen oder ernsthafte Schädigungen der Wirbelsäule vorliegen. Es ist ebenfalls bekannt, dass die Rückenschmerzen in den meisten Fällen innerhalb von 2 bis 6 Wochen wieder verschwinden. Dennoch sind wiederkehrende Rückenschmerzen häufig.

In der Regel gibt es bei Rückenschmerzen keine schnellen Lösungen. Das bedeutet jedoch nicht, dass Sie Rückenschmerzen hilflos ertragen müssen. Es gibt häufig Möglichkeiten der

Schmerzlinderung während der Zeit, die der Rücken zur Heilung braucht. Bei chronischen Schmerzen gibt es Situationen, in denen Kortikosteroid-Injektionen oder sogar eine Wirbelsäulenoperation hervorragende Ergebnisse liefern. Am wichtigsten ist jedoch, dass zur Behandlung und Vorbeugung von Rückenschmerzen 2 wesentliche Maßnahmen gehören, die Sie selbst ergreifen können:

- Körperliche Bewegung für die allgemeine Fitness, Gewichtskontrolle und Stärkung von Rücken- und Bauchmuskulatur.

- Eine gute Körperhaltung, unabhängig davon, ob Sie stehen, sitzen, etwas heben oder schlafen.

Rückenschmerzen können das Allgemeinbefinden schwer beeinträchtigen. Wenn Sie jedoch die Initiative ergreifen und sich um einen gesunden Rücken bemühen – zusammen mit der Unterstützung Ihres Arztes –, werden Sie wahrscheinlich in der Lage sein, Ihre Rückenprobleme zu beherrschen oder sogar Rückenschmerzen ganz zu verhindern.

Die Ursachen von Rückenschmerzen sind so unterschiedlich wie die Strukturen, die Ihren Rücken ausmachen.

Die Funktion des Rückens

Als Sie das erste Mal Rückenschmerzen hatten, waren Sie vielleicht überrascht, wie stark es Sie beeinträchtigen kann. Es ist kaum möglich, etwas zu tun, ohne dabei den Rücken zu benutzen. Zu den Hauptfunktionen des Rückens gehören:

- Zusätzlich bei jeder Last, die Sie tragen, ist der Rücken für den Halt des Oberkörpers zuständig, wenn Sie stehen, sitzen oder sich bewegen.

- Der Rücken ermöglicht eine Vielzahl von Bewegungen, wie nach vorn und zurück beugen, sich seitwärts drehen.

- Der Rücken trägt und schützt die empfindliche Wirbelsäule.

Die Ursachen von Rückenschmerzen sind so verschiedenen wie die Strukturen, die Ihren Rücken ausmachen. Außerdem kann die Art und Weise, wie Sie Schmerz empfinden, sehr unterschiedlich sein. Er kann dumpf oder stechend sein. Die Ursache der Schmerzen können in einem Teil der Wirbelsäule liegen, aber anderswo empfunden werden. Darüber hinaus kann ein bestimmtes Problem bei manchen Menschen mehr Schmerzen verursachen als bei anderen.

Die Dauer der Schmerzen variiert ebenfalls. Bei den meisten Menschen verschwinden die Schmerzepisoden innerhalb von wenigen Tagen bis Wochen. Dies wird als akute Schmerzen bezeichnet. Wenn die Schmerzen einige Wochen andauern, betrachtet man sie als chronisch.

Rückenschmerzen können durch Verletzung, Erkrankung oder Fehlfunktion jedes Teils Ihres Rückens verursacht werden. Dazu gehören zum Beispiel:

■ *Bandscheiben* – Jede Ihrer Bandscheiben kann sich wölben oder sich ausstülpen, wobei sich kleine Risse in der Außenschicht (Bandscheibenfaserring) bilden können. Der weichere Innenteil (Bandscheibenkern) kann ebenfalls einreißen und

Wann Sie zum Arzt gehen sollten

Obwohl die meisten Fälle von Rückenschmerzen unkritisch sind, können sie ein Symptom für ernste Erkrankungen wie eine Infektion oder Verletzung der Wirbelsäule, Krebs, Nieren- oder Pankreasprobleme, ein Aortenaneurisma oder eine Erkrankung von Knochen oder Muskeln sein.

Gehen Sie zum Arzt, wenn sich die Symptome nicht innerhalb von ein paar Tagen bessern, oder Sie früher schon an Krebs erkrankt sind, einen unerklärlichen Gewichtsverlust feststellen, kürzlich eine Harnleiterinfektion hatten, oder eine plötzliche Änderung der Blasenfunktion aufgetreten ist. Suchen Sie sofort einen Arzt auf, wenn Ihre Rückenschmerzen eines der folgenden Merkmale aufweisen:

■ gehen einher mit hohem Fieber (über 38 °C), das länger als 48 Stunden anhält,

■ nehmen in Ruhephasen zu,

■ strahlen in ein oder beide Beine aus,

■ verursachen Schwäche, Kitzeln oder Taubheit in einem oder beiden Beinen.

■ sind verbunden mit Bauchschmerzen oder einem pulsierenden Gefühl.

■ sind die Folge eines Sturzes oder eines Schlages auf den Rücken.

Akute Schmerzen verschwinden in wenigen Tagen bis Wochen, während chronische einige Wochen andauern.

Ein Bandscheibenvorfall liegt vor, wenn der Bandscheibenkern einreißt und sich durch die feste Außenschicht vorwölbt.

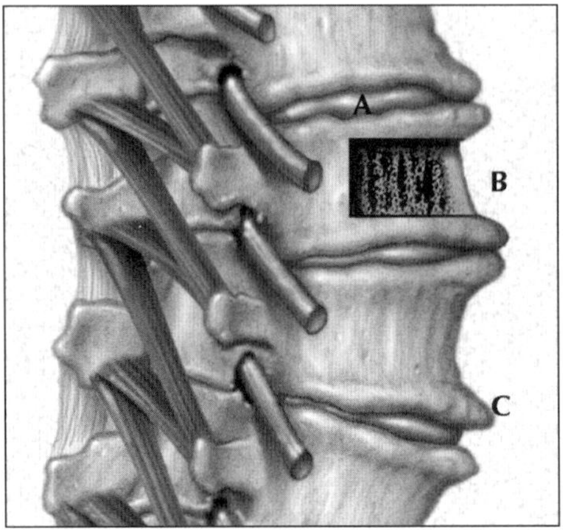

Bandscheibendegeneration (A), Knochenschwund durch Osteoporose (B) und Knochenauswüchse als Folge einer Osteoarthrose (C) sind Folgen einer natürlichen Abnutzung des alternden Rückens.

sich durch die sehr feste Außenschicht vorwölben. Dieser Zustand wird auch als Bandscheibenvorfall bezeichnet. Jedes dieser Probleme, die häufig die untere Rückenpartie betreffen, kann Schmerzen in den Nervenwurzeln verursachen, die sich nahe der jeweiligen Bandscheibe befinden. Die deformierten Bandscheiben können aber auch andere Nerven des Rückenmarks reizen oder auf diese Druck ausüben. Obwohl Sie vielleicht die Aktivitäten identifizieren können, die zu dem Bandscheibenvorfall geführt haben, besteht das zu Grunde liegende Problem in der Regel in einer Abnutzung der Bandscheiben, die mit zunehmendem Alter einhergeht.

■ *Rückenmark und andere Nerven* – Die Nerven Ihrer Wirbelsäule können gereizt oder zusammengedrückt werden. Dazu kommt es oft, wenn sich etwas hineindrückt und den Rückenmarkskanal oder die kleinen Zwischenräume zwischen den Wirbeln (Foramina) verengt. Die Folge kann ein schmerzendes, brennendes, krampfendes, kitzelndes oder taubes Gefühl oder eine Schwäche in Rücken oder Nacken sein. Diese unangenehmen Empfindungen können auch in Schulter, Arm, Po oder Bein ausstrahlen. Selten kann auch die Blasen- und Darmkontrolle in Mitleidenschaft gezogen werden. Eine eingerissene Bandscheibe, ein angebrochener Wirbel – oder sogar ein Tumor – können auf einen Nerv irgendwo in Ihrem Rückenmark drücken. Sobald die Empfindungen einer Nervenreizung in Po oder Bein ausstrahlen, nennt man das einen „Hexenschuss". Grund dafür ist die Reizung des Ischiasnervs, der das ganze Bein durchzieht.

Von einem „Hexenschuss" spricht man, wenn die Nerven Ihrer Wirbelsäule gereizt oder zusammengedrückt werden und eine Nervenreizung in Po oder Bein ausstrahlt.

Ihr Wirbelkanal kann sich auch verengen oder einen Spinalnerv einklemmen – letzteres wird Spinalkanalstenose genannt. Beruht die Nervenreizung auf einer Spinalkanalstenose, verschlimmern sich die Symptome, sobald man längere Zeit steht oder läuft. Sitzen oder Bücken unterstützen die Öffnung des Kanals und können die Symptome verbessern. Veränderungen Ihrer Wirbelsäule, die auf Osteoarthritis oder Abnutzung der Bandscheiben zurückgehen, sind die häufigsten Ursachen einer Spinalkanalstenose bei älteren Menschen.

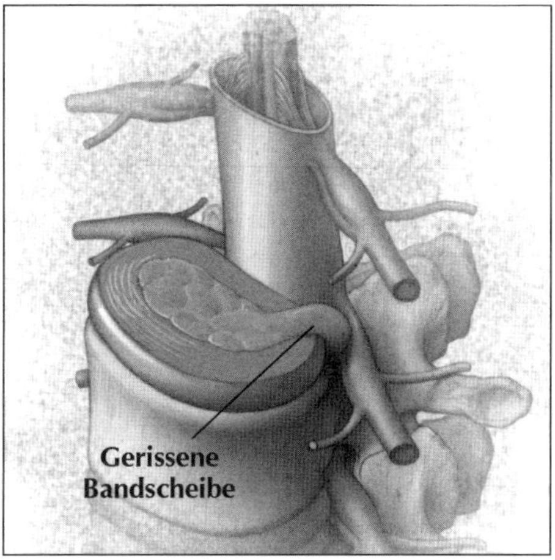

Wenn der weiche, innere Teil der Bandscheibe durch die gerissene, zähe Außenschicht quillt, kann er Schmerzen auslösen.

Spinalkanalstenose bedeutet, dass sich Ihr Wirbelkanal verengt hat oder ein Spinalnerv eingeklemmt wurde.

■ *Knochen der Wirbelsäule* – Krankheiten wie Osteoporose können die Wirbelsäule schwächen. Außerdem entwickeln 5% der Bevölkerung einen Riss (Spondylolysis) in dem Teil des Rückgrats, das an das Steißbein angrenzt. Dieser Riss ruft meist keine Symptome hervor, sodass Sie sich dessen gar nicht bewusst sein mögen. Jedoch kann es in späteren Jahren zu einem vollständigen Abbruch in diesem Bereich kommen, welcher dann ein Wirbelgleiten nach sich ziehen kann. Diesen Zustand bezeichnet man als Spondylolisthese und sie kann zu einer Reizung der Nerven im unteren Rückenbereich führen.

5% der Bevölkerung entwickelt einen Riss in dem Teil des Rückgrats, das an das Steißbein angrenzt. Hieraus kann sich eine Spondylolisthese entwickeln.

■ *Gelenke* – Osteoarthrose und andere Arthroseformen, die die Wirbelbogengelenke betreffen, sind die Hauptursachen von Rückenschmerzen. Die Kennzeichen dieser Krankheiten sind ebenso verschieden wie ihre Behandlungsformen. Die Sakroiliakalgelenke, die das Kreuzbein (Sakrum) im unteren Teil der Wirbelsäule mit dem Darmbein (Ilium) der Hüfte verbinden, können mit oder ohne Arthrose Schmerzen verursachen. Obwohl das Kreuzbein-Darmbeingelenk nur sehr wenig beweglich ist, kann es aus seinem normalen Gefüge geraten und für Schmerzen und Steifheit in Hüfte und unterem Rücken sorgen.

Es kommt auf die richtige Haltung an

Eine schlechte Körperhaltung belastet Ihren Rücken unnötig und kann zu Rückenschmerzen führen oder diese verstärken. Bei einer guten Haltung ist für das Gleichgewicht des Körpers nur ein minimaler Kraftauf-

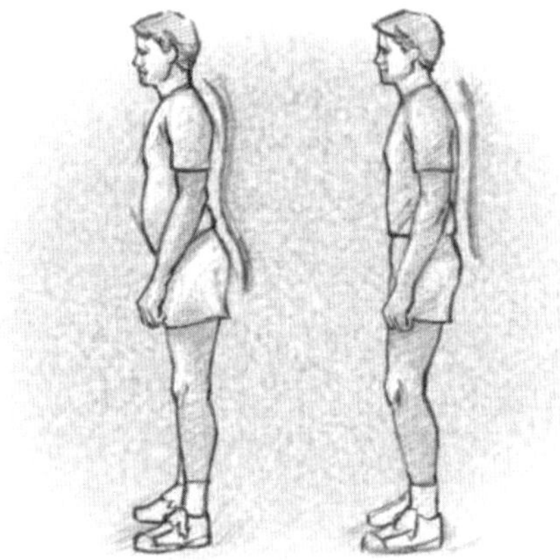

Stehen – Zwei häufige Haltungsfehler sind nach vorn hängende Schultern sowie ein krummer Rücken, wenn Bauch und Gesäß zu weit raus stehen. Zu einer guten Körperhaltung gehört: Halten Sie Ihren Kopf im Gleichgewicht über den Schultern; entspannen Sie Schultern und Rücken; ziehen Sie Bauch und Gesäß ein; halten Sie Ihre Füße parallel. Tragen Sie darüber hinaus bequeme Schuhe mit niedrigen Absätzen. Wenn Sie über einen längeren Zeitraum stehen, verlagern Sie regelmäßig Ihr Gewicht und stellen Sie einen Fuß von Zeit zu Zeit auf einen Stuhl oder eine kleine Kiste.

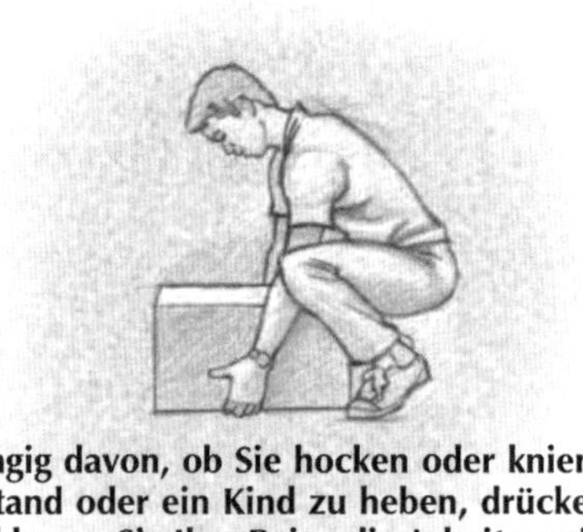

Heben – Unabhängig davon, ob Sie hocken oder knien, um einen schweren Gegenstand oder ein Kind zu heben, drücken Sie Ihren Rücken durch und lassen Sie Ihre Beine die Arbeit verrichten. Halten Sie den schweren Gegenstand dicht am Körper und vermeiden Sie es, sich zu verdrehen. Vermeiden Sie es auch, den Gegenstand über Ihr Taille zu heben.

wand nötig, was dazu führt, dass Ihr Rücken nur geringen Belastungen ausgesetzt ist, wenn Sie stehen, sitzen, schlafen oder sich bewegen. Achten Sie bei folgenden Aktivitäten auf eine gute Körperhaltung.

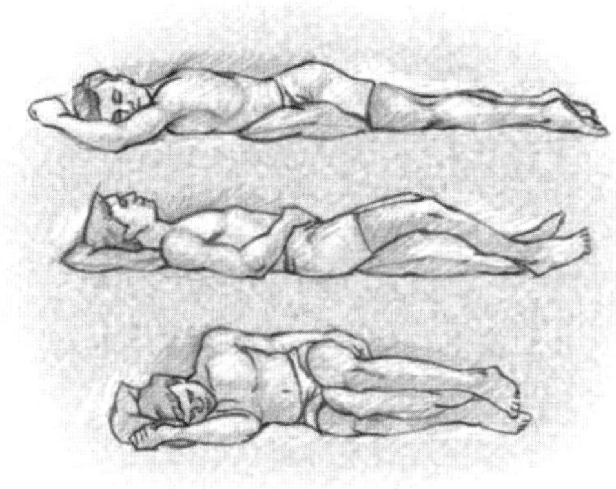

Schlafen – Schlafen Sie grundsätzlich auf einer mittel-harten Matratze und nehmen Sie kein zu hohes Kissen, sodass Ihr Nacken einen scharfen Winkel zum Rücken bildet.

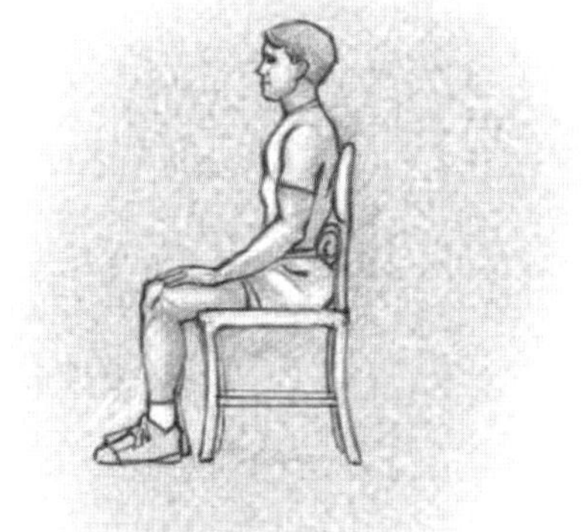

Sitzen – Sitzen kann für Ihren Rücken mehr belasten als Stehen. Wenn es möglich ist, stellen Sie Ihren Stuhl so ein, dass Ihre Füße flach auf dem Boden stehen und Ihre Oberschenkel horizontal sind. Wenn Ihr Stuhl keine gewölbte Rückenlehne bietet, die den unteren Rücken stützt, dann verwenden Sie zum Beispiel ein gerolltes Handtuch. Wenn Sie sitzen, nehmen Sie Brieftasche oder jeden anderen sperrigen Gegenstand aus den Gesäßtaschen Ihrer Hose. Wenn Sie für längere Zeit sitzen, stehen Sie in regelmäßigen Abständen auf oder bewegen Sie sich.

■ *Muskeln und Bänder* – Es gibt viele Möglichkeiten, wie man Rückenmuskeln oder -bänder überdehnen oder anreißen kann: Falsches Beugen oder Verdrehen, Verletzungen, schlechte Körperhaltung oder Überheben, auch Autounfälle können die Ursache sein. Manchmal verspüren Sie den Schmerz in dem Moment, in dem es passiert. In anderen Fällen entwickeln sich die Schmerzen allmählich. Zerrungen oder Risse können ebenso wie viele andere Rückenprobleme dazu führen, dass sich Ihre Rückenmuskeln verkrampfen (Spasmen). Ein Spasmus verursacht Schmerzen und schränkt die Beweglichkeit ein.

Beginnen Sie mit einfachen Maßnahmen

Die meisten Fälle von akutem Rückenschmerz erfordern keine ärztliche Hilfe. Unabhängig von der Behandlungsmethode berichten etwa die Hälfte der Patienten, dass ihre Symptome nach 2 Wochen meist verschwunden sind. Nach 6 Wochen sind 80% bis 90 % der Patienten wieder schmerzfrei. Die Probleme können jedoch wiederkehren.

80% bis 90% der Patienten sind nach akuten Rückenschmerzen wieder schmerzfrei.

Auch wenn die Schmerzen mit der Zeit oft abklingen, können Sie etwas tun, um sie zu lindern und die Heilung zu beschleunigen. Versuchen Sie Folgendes:

■ *Bleiben Sie so aktiv wie möglich* – Halten Sie soweit wie möglich an Ihren täglichen Gewohnheiten fest – selbst mit Schmerzen – , aber auf eine sanfte Art. Vielleicht sind Sie in der Lage, leichte Bewegungsübungen zur Dehnung und Stärkung der Rückenmuskulatur zu machen, falls die Schmerzen nicht zu stark sind. Auch leichtes Bauchmuskeltraining kann helfen. Wenn die Schmerzen zurückgehen, können Sie allmählich wieder Ihre normalen Aktivitäten aufnehmen. In einigen Fällen müssen Sie vielleicht 1 bis 2 Tage Ruhe geben, solange starke Schmerzen auftreten.

■ *Kühlen Sie Verletzungen mit Eisbeuteln* – Wenn Ihre Rückenschmerzen durch eine Verletzung (z. B. Muskelzerrung) ausgelöst wurden, können Sie die Schmerzen durch einen Eisbeutel lindern. Wickeln Sie dazu Eiswürfel oder eine tief gefrorene Kühlkompresse in ein Tuch und legen Sie es auf die betroffene Stelle. Wenden Sie den Eisbeutel in den ersten 2 Tagen nach der Verletzung höchstens 20 Minuten am Stück an.

■ *Verwenden Sie Kälte oder Wärme, je nachdem was sich besser anfühlt, bei Schmerzen, die mehrere Tage anhalten* – Die Eisbeutelmethode kann für eine weitere Schmerzstillung sorgen, ebenso wie warme Kompressen, Wärmekissen oder ein heißes Bad. Wenden Sie die Hitzebehandlung dreimal täglich für jeweils 20 Minuten an. Schlafen Sie nie mit einem Wärmekissen ein.

■ *Medikamente* – Rezeptfreie Schmerzmittel wie Paracetamol können hilfreich sein. Nichtsteroidale Antirheumatika (NSAR) wie Acetylsalicylsäure (ASS), Ibuprofen oder Diclofenac können Schmerzen und Entzündung reduzieren.

■ *Vermeiden Sie zusätzliche Belastungen* – Unternehmen Sie nichts, was den Rückenschmerz zuerst ausgelöst haben könnte. Zwingen Sie sich außerdem zu einer guten Körperhaltung und begrenzen Sie Aktivitäten, die die Schmerzen verschlimmern, wie langes Sitzen und das Bewegen schwerer Lasten.

Lassen Sie eine Diagnose stellen

Rückenschmerzen gehören zu den häufigsten Gründen für einen Arztbesuch.

Wenn Sie sich wegen Ihrer Rückenschmerzen zu einem Arztbesuch entschlossen haben, sind Sie nicht allein. Rückenschmerzen gehören zu den häufigsten Gründen für einen Arztbesuch. Obwohl die Feststellung der genauen Ursache manchmal schwierig ist, können im Verlauf der Untersuchung bestimmte Ursachen mit ernstem Hintergrund ausgeschlossen werden.

Neben der Beurteilung Ihrer gesundheitlichen Vorgeschichte wird Ihr Arzt Sie nach der Art Ihrer Rückenschmerzen fragen: Was sie vielleicht ausgelöst hat, oder was sie verschlimmert oder lindert. Hinzu kommt eine gründliche körperliche Untersuchung. Bild gebende Verfahren wie Röntgenaufnahmen Ihrer Wirbelsäule, eine Computertomografie (CT) oder eine Magnetresonanztomografie (MRT), sind wahrscheinlich nicht nötig. Das liegt daran, dass die meisten Therapiepläne identisch sind, egal ob mit oder ohne Bild gebende Verfahren. In Zweifelsfällen kann Ihr Arzt jedoch weitere Untersuchungen durchführen, um die Diagnose zu bestätigen.

Was außer Selbsthilfe noch empfehlenswert ist

Solange Ihre Rückenprobleme nicht durch schwerwiegende Erkrankungen verursacht werden, bleibt eine konservative Behandlung wahrscheinlich die beste Option. Die meisten Menschen können eine Schmerzlinderung ohne Operation erreichen, selbst wenn ein Bandscheibenvorfall oder eine Spinalkanalstenose vorliegen sollte.

Dehnen und strecken

Besonders wenn Sie Osteoporose haben, sollten Sie mit Ihrem Arzt über ein Trainingsprogramm zum Dehnen und Strecken sprechen. Einige Übungen – dazu gehören auch die unten vorgestellten – können für bestimmte Menschen schädlich sein. Ihr Arzt oder

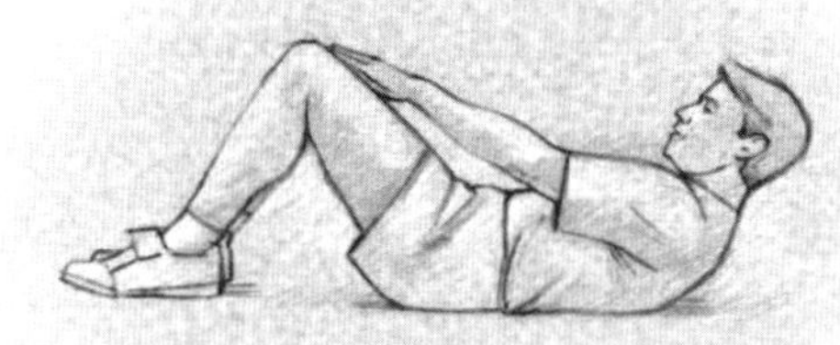

Sit-Ups – Legen Sie sich mit gebeugten Knien und flach auf den Boden gestellten Füßen auf den Rücken. Bewegen Sie sich in Richtung Knie, bis Ihre Schulterblätter nicht mehr den Boden berühren. Halten Sie in dieser Position für ein paar Sekunden und kehren Sie dann in die Ausgangsstellung zurück. Wiederholen Sie diese Übung einige Male.

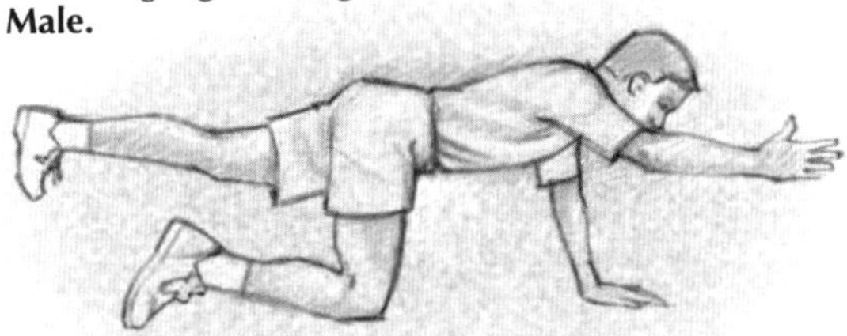

Arm-Bein-Strecken – Stützen Sie sich auf Hand und Knie und strecken Sie gleichzeitig Ihren rechten Arm und das linke Bein und verharren Sie für 20 Sekunden. Halten Sie Rumpf und Schenkel im Gleichgewicht. Wiederholen Sie die Übung mit dem linken Arm und dem rechten Bein.

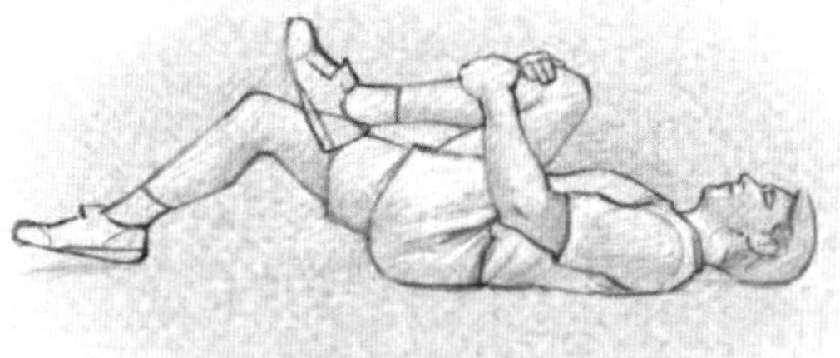

Knie zur Brust – Sie liegen auf einer festen Unterlage, der rechte Fuß flach auf dem Boden, das linke Knie gebeugt. Ziehen Sie das linke Knie sanft mit beiden Händen in Richtung Brust. Halten Sie es für 15 bis 30 Sekunden. Wiederholen Sie die Übung mit dem anderen Knie. Versuchen Sie diese Übung dann mit beiden Beinen gleichzeitig.

Physiotherapeut kann Ihnen deshalb Dehn- und Streckübungen empfehlen, die speziell auf Ihren Rücken zugeschnitten sind. Mit diesen Bildern erhalten Sie jedoch einen ersten Überblick, mit welchen Übungen Sie beginnen können.

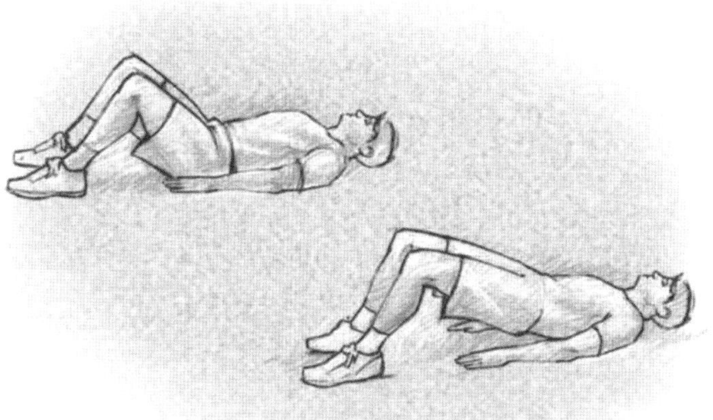

Brücke – Sie liegen mit gebeugten Knien auf dem Rücken. Entspannen Sie Kopf und Schultern, heben Sie Ihre Hüften vom Boden ab. Versuchen Sie diese Position für 3 tiefe Atemzüge zu halten. Kehren Sie in die Ausgangsstellung zurück und wiederholen Sie die Übung.

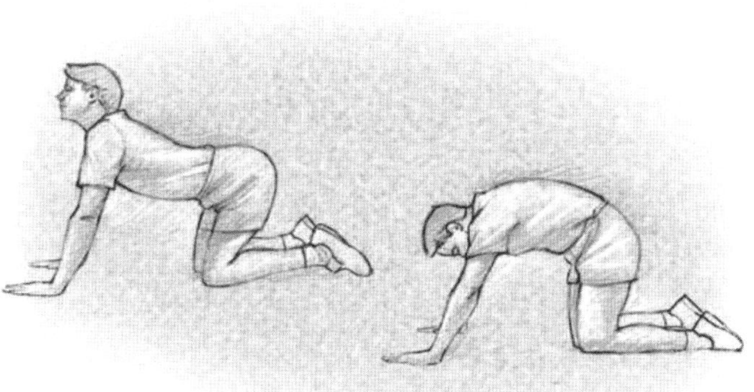

Katzenbuckel – Sie stützen sich auf Ihre Hände und Knie und senken langsam Rücken und Bauch in Richtung Boden. Anschließend wölben Sie Ihren Rücken („Katzenbuckel"). Wiederholen Sie diese Übung einige Male.

Das Ziel der meisten Therapien besteht darin, die Schmerzen zu reduzieren oder ganz auszuschalten und gleichzeitig die bestmögliche Funktionalität zu erreichen. Deshalb werden meist in einem ersten Schritt die Schmerzen gelindert, sodass Sie mit einem Training beginnen können, das die Rückenmuskulatur stärkt und rehabilitiert. Dadurch können Sie auch weitere Schmerzepisoden vermeiden.

Wenn Sie vorher schon Selbsthilfemaßnahmen ergriffen haben, kann Ihnen Ihr Arzt empfehlen, diese fortzusetzen. Je nach Schmerzursache kann Ihr Arzt auch Folgendes empfehlen:

Eine konservative Behandlung ist bei Rückenproblemen häufig die beste Option.

■ *Verschreibungspflichtige Medikamente* – Bei akuten Schmerzen können starke, verschreibungspflichtige NSAR sowohl Schmerzen lindern als auch Entzündungen verringern. Tramadol (Tramal®, Tramadura® u. a.), ein Medikament mit opiatähnlichen Eigenschaften, aber mit geringerem Suchtpotenzial als andere Opiate, eignet sich bei mittleren bis schweren Schmerzen.

Muskelrelaxanzien wie Chlorzoxaxon (Parafon Forte® u. a.), Zyklobenzaprin (z. B. Flexeril®), Metaxalon (Skelaxin®) oder Methocarbamol (Ortoton®) können kurzfristig helfen, wenn die Muskelverspannungen zu Ihren Schmerzen beitragen. In einigen Fällen können kurzfristig auch betäubende Opiate bei extremen Schmerzen zum Einsatz kommen.

■ *Physiotherapie* – Das umfasst ein großes Spektrum an Behandlungen und Schmerzbekämpfungsmethoden. Zu letzterer kann die Verwendung von Kälte zur Eindämmung der Entzündung dienen. Oberflächliche Wärmeanwendungen oder Ultraschall, der die Schallwellen zur Gewebeerwärmung nutzt, können sich zur Muskelentspannung eignen. Manipulationen der Wirbelsäule – das „Einrenken" – , wie sie von Physiotherapeuten, Chiropraktikern oder Orthopäden vorgenommen werden, können für eine vorübergehende Linderung der Symptome sorgen. Eine Behandlung namens Transkutane Elektrische Nervenstimulation (TENS) führt bei einigen Menschen zur Reduzierung der Schmerzen, besonders bei Patienten mit akuten Episoden, die – wie bei der Ischiasreizung – mit einem eingeklemmten Nerv zusammenhängen. Bei der TENS werden Elektroden auf Ihre Haut geklebt, die einen kleinen, schmerzlosen, elektrischen Strom in bestimmte Rückenregionen leiten. Ein Physiotherapeut kann für Sie ebenfalls Übungen und ein Rehabilitationsprogramm zusammenstellen. Ziel ist typischerweise die Korrektur Ihrer Körperhaltung, die Stärkung Ihrer

10 Tipps für einen gesunden Rücken

■ Hocken Sie, statt sich zu beugen. Wenn Sie putzen oder im Garten arbeiten, sollten Sie lieber in die Hocke gehen oder knien, anstatt Ihren Oberkörper herunterzubeugen.

■ Vermeiden Sie einseitiges Tragen – Wenn Sie etwas tragen, zum Beispiel eine Tasche, wechseln Sie ab und zu die Seite.

■ Seien Sie vorsichtig bei riskanten Bewegungen, wie dem Verdrehen des Oberkörpers und plötzlichen Richtungswechseln.

■ Machen Sie einen Plan, bevor Sie schwere Lasten hochheben. Entscheiden Sie, wo Sie sie abstellen werden, und wie sie dorthin gelangen sollen. Verwenden Sie wenn möglich Handkarren und andere Hilfsmittel (Rollen, Tragegurte etc.).

■ Vermeiden Sie Stürze. Tragen Sie Schuhe mit niedrigen Absätzen, nutzen Sie Handläufe sowie Griffe und vermeiden Sie Hektik.

■ Sprechen Sie mit Ihrem Arzt über eine Osteoporosevorsorge, wozu angemessene Dosierungen an Kalzium und Vitamin D, körperliche Übungen, bestimmte Medikamente und regelmäßige Kontrolluntersuchungen gehören können.

■ Arbeiten Sie sich langsam zu einem 30-minütigen Bewegungstraining hoch, das Sie möglichst täglich durchführen sollten, um ein gesundes Gewicht zu halten.

■ Bauen Sie Stress ab. Vereinfachen Sie die Entspannung, indem Sie Ihre Augen schließen und sich auf langsames, tiefes Atmen konzentrieren, oder indem Sie verschiedene Muskelgruppen erst an- und dann entspannen.

■ Ernähren Sie sich von Speisen, die arm an gesättigten Fettsäuren und Cholesterin sind, aber viel Obst, Gemüse und Vollkornprodukte enthalten. Nehmen Sie mäßige Portionen zu sich, um ein gesundes Gewicht zu wahren.

■ Wenn Sie rauchen, hören Sie auf damit. Rauchen vermindert die Blutzufuhr zu den Bandscheiben, die Ihre Wirbel abfedern. Außerdem verzögert es die Heilung und schädigt Ihre allgemeine Gesundheit.

Vermeiden Sie unnötige Belastungen Ihres Rückens.

Rückenmuskulatur und die Verbesserung Ihrer Beweglichkeit. Weiterhin kann Ihr Physiotherapeut zusätzliche Übungen wie Schwimmen, Laufen oder Yoga empfehlen, um Ihre allgemeine Fitness zu verbessern.

■ *Kortikosteroid-Spritzen* – Falls Ihre Rückenschmerzen eine entzündliche Ursache haben, kann ein antientzündliches Kortikosteroid-Medikament – mit lokalem Betäubungsmittel – helfen, welches in ein Wirbelbogengelenk oder in die Region um das Rückgrat injiziert wird. Eine Kortikosteroid-Spritze kann auch helfen, wenn Ihre Schmerzen in die Beine ausstrahlen.

Alternative Behandlungen können zur Behandlung einiger Rückenprobleme beitragen.

Wie Sie mit chronischen Schmerzen richtig umgehen

Wenn die Rückenschmerzen länger als 3 Monate bestehen bleiben, gelten sie als chronische Erkrankung. In einigen Fällen gibt es für chronische Rückenschmerzen eine identifizierbare Ursache, die sich in den Griff bekommen oder operativ behandeln lässt. Doch chronische Schmerzen haben nicht immer einen erkennbaren Grund. Eine Erkrankung oder Verletzung, die akute Schmerzen verursacht hat, kann schon lange verheilt oder gebessert sein, obwohl die Schmerzen geblieben sind. Die Mechanismen hinter chronischen Schmerzen werden noch nicht genau verstanden. Wissenschaftler glauben, dass einige Nerven überempfindlich werden (Schmerzgedächtnis), oder dass Probleme wie Arthrose oder Bandscheibenvorfälle für die bleibenden Schmerzen verantwortlich sind.

Da chronische Rückenschmerzen von Zeit zu Zeit wiederkommen können – oder sich auch ständig bemerkbar machen –, gehören zur Schmerzbewältigung auch bestimmte Strategien, die oft mithilfe von Psychologen oder Psychiatern erlernt werden können. Diese Fähigkeiten helfen Ihnen dabei, den Schmerz auszublenden. Sie helfen Ihnen auch bei der Bewältigung von Frustration, Ängsten und Depressionen, die als Folge der chronischen Schmerzen auftreten können.

Andere Möglichkeiten, sich von chronischen Schmerzen zu befreien oder diese zu lindern, gleichen den Maßnahmen bei akuten Schmerzen. Neben den Wirkstoffen

■ *Rückenkorsett* – Richtig getragen, wärmt ein Korsett Ihren Rücken und stützt Ihre Wirbelsäule. Es kann Sie auch daran erinnern, dass Sie Ihren Oberkörper nicht zu sehr verbiegen bzw. verdrehen dürfen. Trotzdem ist es nicht empfehlenswert, dieses Hilfsmittel mehr als ein paar Stunden täglich zu tragen, weil die künstliche Unterstützung Ihre Rückenmuskulatur unterfordert und damit schwächt.

■ *Rückenschulen* – In den meisten Städten und Gemeinden werden Kurse angeboten, die sich mit Rückenanatomie, -funktion und Körperhaltung beschäftigen. Laut Bundesverband

zur Behandlung akuter Rückenschmerzen können folgende Medikamente eingesetzt werden:

■ Antidepressiva – Diese eignen sich oft als Schmerzmittel und ermöglichen Ihnen einen erholsamen Schlaf. Die am häufigsten verordneten Antidepressiva gehören zur Klasse der Trizyklika, darunter Amitriptylin (z. B. Saroten®) und Nortriptylin (Nortrilen®). Andere Wirkstoffe sind Duloxetin (Cymbalta®, Yentreve®) oder Venlafaxin (Trevilor®). Obwohl diese Medikamente auch bei Fehlen einer Depression verschrieben werden, können Sie gleichzeitig die Depression und Schlaflosigkeit behandeln, die als Begleiterscheinungen chronischer Schmerzen auftreten können. Medikamente gegen Epilepsie wie Gabapentin (Neurontin® u. a.) können ebenfalls als Schmerzmittel wirksam sein.

■ Opioide – Wenn andere Schmerzbekämpfungsmaßnahmen versagt haben, können Opioide einschließlich Kodein oder Hydrocodon, für eine deutliche Linderung sorgen. Reichen auch diese Medikamente nicht aus, können stärkere Opioide wie Fentanyl (z. B. Durogesic®), Morphin (Kapanol® u. a.) oder Oxycodon (Oxygesic®) eingesetzt werden. Obwohl diese Wirkstoffe zu einer körperlichen Abhängigkeit führen können, ein plötzliches Absetzen also Entzugserscheinungen auslösen würde, entwickeln sich nur bei einem kleinen Teil der Patienten diese Probleme. Für Menschen mit schweren Schmerzen und ohne früheres Suchtverhalten können die Vorteile der Opioidbehandlung die Risiken und Nebenwirkungen deutlich überwiegen.

Machen Sie sich zu viel Stress?

Stress kann Rückenschmerzen auslösen oder zu deren Intensivierung oder Verlängerung beitragen.

Denken Sie daran, dass Stress nur Ihre Antwort auf ein Ereignis ist – nicht das Ereignis selbst. Deshalb können Sie daran arbeiten, Ihre Stressreaktion zu kontrollieren.

Versuchen Sie, die Stressursachen ausfindig zu machen, und überlegen Sie, warum diese so unangenehm sind. Was können Sie tun, um sie weniger belastend zu gestalten?

Es kann hilfreich sein, Ihren Tagesablauf neu zu ordnen oder zu vereinfachen, oder Pausen zur Entspannung einzuplanen.

der deutschen Rückenschulen (BdR) e. V. in Hannover gibt es in Deutschland fast 1.000 anerkannte Rückenschullehrer. Diese besitzen eine abgeschlossene Berufsausbildung als Arzt, Physiotherapeut, Masseur, Sportlehrer, Gymnastiklehrer oder Ergotherapeut, und haben sich beim BdR in speziellen Kursen qualifiziert, sodass ein hoher Standard gewährleistet ist. Unter dieser Adresse finden Sie auch einen Rückenschullehrer in Ihrer Nähe: Bundesverband der deutschen Rückenschulen e.V., Lister Str. 27, 30163 Hannover, Tel. 0511 / 350 27 30, Fax: 0511 / 350 58 66. Internet: www.bdr-ev.de

■ *Alternative Behandlungen* – Zwar gibt es keine Allheilmittel, aber chiropraktisches Einrenken der Wirbelsäule, Akupunktur und Massagen können zur Lösung einiger Rückenprobleme beitragen. Am besten eignen sie sich als Ergänzung zur ärztlichen Behandlung, wozu auch ein Trainingsprogramm gehört.

Eine Operation bleibt meist schweren Fällen vorbehalten

Ein chirurgischer Eingriff wird meist erst vorgenommen, wenn konservative Maßnahmen versagen.

Chirurgische Eingriffe bei Rückenschmerzen sind meistens Patienten vorbehalten, bei denen ein Nerv stark eingeklemmt, das Rückenmark zusammengedrückt oder die Wirbelsäule instabil ist, oder wenn starke und andauernde Schmerzen bei eingeschränkter Beweglichkeit vorliegen.

Es gibt einige Situationen, in denen eine sofortige Operation angebracht ist. In den meisten Fällen gilt eine Operation jedoch erst dann als Option, wenn konservative Maßnahmen versagt haben, heftige Dauerschmerzen auftreten, oder wenn es zu einem Verlust der Kontrolle über Blasen- und Darmentleerung oder anderen Komplikationen gekommen ist. Operationen an der Wirbelsäule sind nicht ohne Risiko. Der Heilungsprozess, zu dem auch eine Physiotherapie gehört, kann Wochen oder Monate in Anspruch nehmen. Holen Sie sich deshalb besser eine zweite Meinung von einem anerkannten Neurochirurgen oder orthopädischen Chirurgen ein, bevor Sie einer Operation zustimmen.

Trotz dieser Vorsichtsmaßnahmen kann der Eingriff ein wichtiger Faktor bei der Beseitigung Ihrer Schmerzen sein, solange er bei Ihren Rückenproblemen angezeigt ist. Je nach Art des Problems kann Ihr Arzt Folgendes empfehlen:

■ *Bandscheibenentfernung* – Dabei wird der Teil einer gerissenen Bandscheibe entfernt, der auf benachbarte Nerven drückt. Bei einem offenen Eingriff werden typischerweise Teile des hinteren Wirbelbogens (Lamina) ganz oder teilweise entfernt, um an die beschädigte Bandscheibe zu gelangen. In einigen Fällen kann die Entfernung des Bandscheibenmaterials auch durch einen kleinen Schnitt erfolgen, wobei ein optisches Gerät zur Vergrößerung des Operationsgebietes dient. Das Verfahren namens Mikrodiskektomie kann das Risiko für Komplikationen verringern und die Heilung beschleunigen.

■ *Laminektomie* – Bei dieser Methode wird die Lamina vollständig entfernt, wodurch der Wirbelkanal erweitert wird. Die Laminektomie nimmt so den Druck vom Rückenmark, der durch eine Spinalstenose verursacht wurde.

■ *Fusion* – Die Fusion bedeutet eine dauerhafte Verbindung von zwei oder mehr Wirbelkörpern. Schmerzen können gelindert werden, indem die Wirbelsäule nach einem Bruch an Stabilität gewinnt, oder wenn sich die Wirbel zu sehr gegeneinander bewegen. Ein Einsatz dieser Methode ist auch gerechtfertigt, wenn auf Grund einer Degeneration oder Verletzung der Bandscheiben ein schmerzhaftes Verschieben der Wirbel verhindert werden soll. Bei dem Fusionsverfahren werden kleine Knochenstücke – entweder von Ihrem eigenen Körper oder aus einer Knochenbank – zwischen den Wirbeln platziert. Mit der Zeit stimuliert das in der Regel die Knochenbildung an dieser Stelle, sodass die Wirbel miteinander verwachsen. Der Vorgang ist ähnlich wie bei der

Knochenheilung nach einem Bruch. Manchmal setzen die Chirurgen auch Drähte, Stifte, Schrauben, Metallgitter oder -platten ein, um den Fusionsprozess in Gang zu setzen. Da der Erfolg von der Bildung neuen Knochengewebes abhängt, dauert die Heilung sehr lange. Vielleicht müssen Sie Ihre Aktivitäten deshalb während der nächsten 3 bis 6 Monate einschränken.

Neue chirurgische Verfahren

Neben den bewährten Operationsmethoden bei bestimmten Ursachen für Rückenschmerzen gibt es folgende neuere Verfahren:

■ *Künstliche Bandscheiben* – Implantierte, künstliche Bandscheiben sind eine Alternative zur Fusion mehrerer Wirbel bei schmerzhaften Wirbelverschiebungen, die auf einer gerissenen oder verletzten Bandscheibe beruhen. Künstliche Bandscheiben bieten einige Vorteile gegenüber der Fusionsmethode: Die Beweglichkeit des Rückgrats bleibt überwiegend erhalten und die Heilung verläuft schneller. Aber weitere Studien sind nötig.

Durch Fitness und Training können Sie Ihren Rücken unterstützen und selbst mögliche Rückenschmerzen vermeiden.

■ *Intradiskale Elektrothermaltherapie (IDET)* – Bei diesem Verfahren wird ein Draht über eine Kanüle in die betroffene Bandscheibe eingeführt. Der Draht wird dann erhitzt, wodurch sich die Bandscheibe verdickt und wieder selbst versiegelt. Es kann auch zur Verödung von Nerven nahe der Bandscheibe genutzt werden, die Ihre Schmerzen verursachen. Die Ergebnisse zeigen noch nicht eindeutig, dass diese Therapie wirksamer ist als andere.

■ *Neuere Wirbelsäulenoperationen* – Bei gebrochenen oder gestauchten Wirbeln können 2 neue Methoden – Vertebroplastik und Kyphoplastik – die Brüche stabilisieren und Schmerzen lindern. Bei der Vertebroplastik wird Knochenzement in den komprimierten Wirbel eingespritzt. Bei der Kyphoplastik richtet zuerst ein kleiner Ballon den zusammengefallenen Wirbel auf, bevor der Knochenzement eingespritzt wird. Es gibt keine schlüssigen Belege dafür, dass eine der beiden Methoden bessere Ergebnisse erzielt. Auch im Vergleich zur konservativen Behandlung ist noch kein deutlicher Vorteil erkennbar.

Helfen Sie Ihrem Rücken

Um fast jede mögliche Ursache für Rückenschmerzen zu vermeiden oder zu behandeln, können Sie Ihren Rücken unterstützen, indem Sie Ihre allgemeine Fitness durch Training steigern, Ihre Rücken- und Bauchmuskulatur stärken und auf eine gute Körperhaltung achten. Vielleicht brauchen Sie zusätzliche Hilfe durch einen Arzt oder einen Chirurgen, aber diese 3 Tipps sind die Grundlage für einen gesunden, schmerzfreien Rücken. ❒

Was Sie beim nächsten Mal Ihren Arzt fragen wollen:

Inhaltsverzeichnis – Gewichtskontrolle

Gewichtskontrolle

Wie sich Übergewicht reduzieren lässt

Sie sollten wirklich abnehmen. Das sagt Ihnen Ihr Arzt – und auch Ihr Gewissen. Bei den vielen Diäten, Programmen und Produkten, die versprechen, dass die Pfunde nur so purzeln, sollte das eigentlich kein Problem sein. Doch jeder, der schon einmal eine Diät gemacht hat, weiß: Es ist schwierig, Gewicht zu verlieren. Und es ist noch schwieriger, es zu halten.

Die Zahlen sind alarmierend.

■ Nach Angaben der Deutschen Gesellschaft für Ernährung (DGE) haben mehr als 65% der Männer und etwa 55% der Frauen aller Altersklassen in Deutschland Übergewicht. 20% der Bevölkerung sind sogar fettleibig. Kinder sind heute im Schnitt bis zu 10 kg schwerer als vor 15 Jahren. Nach einer Langzeit-Studie des Deutschen Zentrums für Altersforschung haben 1,5% der übergewichtigen Jugendlichen einen Typ-2-Diabetes.

■ Wie in den USA ist Übergewicht nach Rauchen auch in Deutschland die zweithäufigste vermeidbare Todesursache.

■ Mit dem Bauchumfang wachsen auch die Kosten der Behandlung. Dies ergab eine in New Orleans vorgestellte Studie einer Arbeitsgruppe um Dr. Thomas Allison von der Mayo Clinic bei 328 Männern im durchschnittlichen Alter von 47

Mehr als 65% der Männer und ca. 55% der Frauen aller Altersklassen in Deutschland haben Übergewicht.

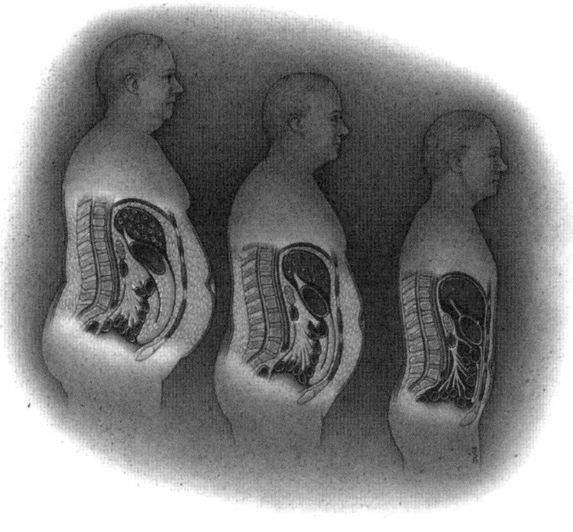

Ihr Körper kann nahezu unbegrenzt Fett speichern. Das Reduzieren von Übergewicht bringt viele gesundheitliche Vorteile mit sich. Unter anderem entlasten Sie Ihre Wirbelsäule, Ihre Hüft- und Kniegelenke.

Jahren. Normalgewichtige geben monatlich im Schnitt 23 US$ für Medikamente aus. Übergewichtige Männer mussten mit monatlichen Kosten von 39 US$ schon ein dickeres Portemonnaie bei sich haben. Finanziell am stärksten betroffen waren jedoch mit etwa 80 US$ pro Monat Personen mit Adipositas (Fettleibigkeit).

Immer wieder werden Versuche unternommen, gegen das Übergewicht anzugehen. Erst im Januar 2005 wurde die Aktion „Leichter leben in Deutschland" ins Leben gerufen, an der sich bundesweit über 900 Apotheken beteiligen. Jährlich werden Milliarden für Diätprodukte ausgegeben. Das Problem ist nur, dass die Menschen nicht sehr erfolgreich beim Abnehmen sind – die Zahl der übergewichtigen Erwachsenen steigt weiter.

Für die meisten Fälle von Übergewicht ist die Ursache übermäßiges Essen und zu wenig Bewegung.

Warum wird der Kampf gegen das Übergewicht verloren? Für die meisten Fälle von Übergewicht ist ganz simpel zu viel Essen und zu wenig Bewegen die Ursache. Hinzu kommt noch unser eigenes Abnehm-Verhalten. Wir neigen dazu, uns nur darauf zu konzentrieren, Pfunde zu verlieren, um das Aussehen zu verbessern. Der eigentliche Fokus sollte aber auf einem langfristig ausgerichteten gesunden Abnehmprogramm liegen.

Wenn Sie nicht übergewichtig sind, bietet Ihnen eine Gewichtsreduzierung keine gesundheitlichen Vorteile und kann sogar nachteilig sein. Wenn Sie unter Übergewicht leiden, kann eine Gewichtsreduzierung Ihr Risiko für Herz-Kreislauf-Erkrankungen, Diabetes, Bluthochdruck und andere Krankheiten reduzieren. Schon wenn wenige Pfunde purzeln, erzielen Sie einen enormen Gesundheitseffekt.

Wie können Sie also die Waage zu Ihren Gunsten beeinflussen? Im Gegensatz zu vielen Diätprogrammen und -plänen, die fehlschlagen, wollen wir Ihnen hier einen Weg vorschlagen, mit dem Sie die besten Chancen für einen Erfolg haben.

Welche Auswirkungen hat Übergewicht auf die Gesundheit?

Ihr Körper hat zwischen 30 und 40 Milliarden Fettzellen. Typisch für die großen runden Zellen ist der Zellkern am Zellrand. Jede dieser Zellen ist wie ein zusammenfaltbarer Behälter. Nehmen wir mehr Kalorien zu uns, als der Körper verbraucht, so werden diese Fettzellen zum Endlager. Der Körper hat eine nahezu unbegrenzte Möglichkeit, Fett einzulagern – die Fettzel-

Älter werden heißt normalerweise dicker werden

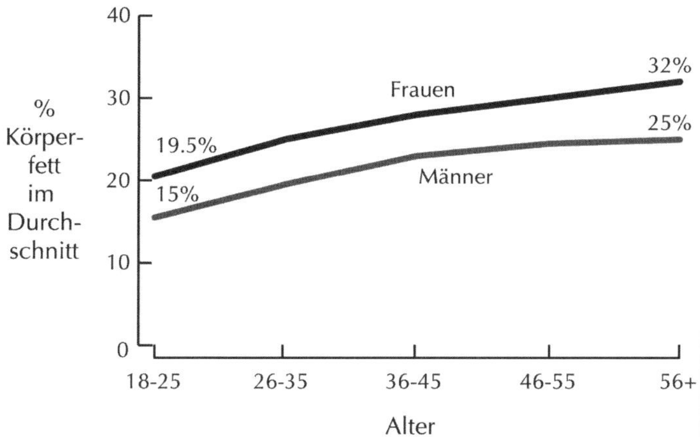

Mit dem Alter nimmt der Anteil der Muskeln im Körper ab, der Körperfettgewebeanteil erhöht sich. Der Stoffwechsel verlangsamt sich ebenfalls. Dadurch benötigen Sie weniger Kalorien.

len können bis um das 200-fache anwachsen –, was profunde Auswirkungen auf den Körper und die Gesundheit hat. Dies trifft besonders dann zu, wenn sich das überschüssige Fett um den Bauch herum ansammelt.

Sogar wenn Sie nur leichtes Übergewicht haben, tragen Sie eine ständige Last auf dem Rücken und den Beinen. Dies kann schließlich Erkrankungen wie Arthrose verschlimmern. Übergewicht bedeutet auch ein höheres Risiko nach Operationen, da Wunden nicht so gut oder so schnell heilen und häufiger Infektionen auftreten.

Darüber hinaus steht Übergewicht in einem direkten Zusammenhang mit ernsten Krankheiten, die Ihr Leben verkürzen können. Es erhöht Ihre Resistenz gegenüber Insulin und ist die wichtigste Ursache für Diabetes Typ II (nicht insulinabhängiger Diabetes). Außerdem produziert Ihre Leber bei Übergewicht mehr Triglyceride und weniger „gutes" HDL-Cholesterin, und Sie sind eher anfällig für Herz-Kreislauf-Erkrankungen wie die Koronare Herzkrankheit, Schlaganfall und Bluthochdruck.

Die Fettzellen des menschlichen Körpers können bis um das 200-fache anwachsen.

Sie haben aber auch ein erhöhtes Risiko, Brust-, Prostata-, Darm- oder Gebärmutterkrebs zu entwickeln; das betrifft auch Ihr Risiko für Gallensteine und Atemprobleme wie Schlafapnoe. In einer Gesellschaft, die Schönheit, Intelligenz und Erfolg mit Schlankheit verbindet, kann Übergewicht emotionale und soziale Konsequenzen haben. Es kommt häufig vor, dass Übergewicht bei Erwachsenen psychischen Stress, geringeres Einkommen und Diskriminierung zur Folge hat.

Wie notwendig ist es für Sie, Ihr Gewicht zu reduzieren?

Bei gesunden Erwachsenen bewegt sich der Anteil des akzeptablen Fettgewebes zwischen 18% und 23% bei Männern und 25% bis 30% bei Frauen. Wenn Sie sich wiegen, sagt Ihnen das nicht, ob Sie sich noch in diesem Bereich bewegen. Wenn Sie ein Pfund weniger auf die Wage bringen, bedeutet dies grundsätzlich nicht, dass Sie auch ein Pfund Fett verloren haben. Kleinere, häufige Gewichtsschwankungen spiegeln in der Regel lediglich eine Veränderung des Volumens an Körperflüssigkeit wider. Der Anteil der Flüssigkeit im Körper hängt von der Menge an Salz ab, die Sie zu sich nehmen, Ihrem Energie-

Für einen gesunden Mann liegt der Anteil des Fettgewebes zwischen 18% und 23% und für eine Frau zwischen 25% und 30%.

Starkes Übergewicht ist nicht gleich Fettleibigkeit

Übergewicht wurde bisher definiert als Gewicht, das über dem für Ihr Alter und Ihre Körpergröße geltendem Gewicht liegt. Dies berücksichtigt jedoch keine Unterschiede im Körperbau.

Sportler würden nach der bisherigen Definition anhand der üblichen Gewichtstabelle zum Beispiel häufiger als übergewichtig eingestuft werden, da sie mehr Muskelmasse entwickelt haben.

Mediziner weisen jedoch darauf hin, dass der Körperfettanteil ein besserer Indikator ist als allein das Körpergewicht. Auch wenn die Wahrscheinlichkeit besteht, dass Sie bei Übergewicht auch fettleibig sind, sagt Ihnen der einfache Blick auf die Waage nicht, wie hoch Ihr Körperfettanteil ist, und wie sich das Fettgewebe verteilt. Beides sind jedoch wichtige Faktoren, um Ihre Gesundheitsrisiken zu bestimmen.

verbrauch oder sogar von Wetterveränderungen. Sie können auch Flüssigkeit verlieren, wenn Sie bestimmte Getränke wie zum Beispiel Kaffee trinken, die wie ein Diuretikum wirken.

Der Körperfettanteil ist für Ihre Gesundheit ein Risikofaktor und erfordert eine professionelle Messung.

Da nicht mehr nur das Körpergewicht der Risikofaktor für Ihre Gesundheit ist, sondern vielmehr auch der Körperfettanteil, gewinnt die Körperfettgewebe-Messung immer mehr an Bedeutung. Wichtig ist, dass Sie diese Messung von professionellen Fachkräften durchführen lassen. Diese sollten über Erfahrung mit zuverlässigen Methoden wie Kalipermetrie (Messung der Hautfaltendicke), Infrarot-Reflexionsmessung (gemessen wird die unterschiedliche Absorption von Infrarot-Strahlung durch Fett und Wasser) sowie bioelektrische Impedanzanalyse (Widerstand des Körpers gegen elektrischem Strom) verfügen. Körperfettgewebemessungen werden in Gesundheitszentren, Fitnessstudios und in Arztpraxen durchgeführt. Eine weitere Methode, die Messung des Gewichts unter Wasser, wird in der Forschung angewendet. Alle Methoden liefern jedoch nur Schätzwerte. Je älter Sie werden oder je mehr Fettgewebe Sie mit sich herumtragen, desto weniger zuverlässig können die Messungen sein.

Eine Kombination von 4 Tests können Sie zuhause durchführen – der Body-Mass-Index (BMI; zu deutsch: Körpermasse-Index, siehe Seite 99), eine Analyse (Bewertung) der Körperform, eine Messung des Taillenumfanges sowie eine Analyse Ihrer persönlichen und Familiengeschichte. So können Sie Ihren Körperbau besser einschätzen und beurteilen, ob Ihnen eine Reduzierung Ihres Gewichts gesundheitliche Vorteile bietet.

Ist Abnehmen durch eine Operation sinnvoll?

Magenbypass, Magenband-Operation, intestinale Shunt-Operation sowie Fettabsaugung sind mögliche operative Eingriffe bei Fettleibigkeit. Eine Operation am Magen hat das Ziel, die Nahrungsaufnahme einzuschränken. Am wirkungsvollsten ist der Magenbypass, wobei das Magenreservoir auf ein Fünftel reduziert wird.

Eine Operation zur Behandlung von Fettleibigkeit wird jedoch nur unter bestimmten Voraussetzungen durchgeführt. In Frage kommen Menschen zwischen 18 und 65 Jahren mit einem Body-Mass-Index von über 40, bei denen das Risiko besteht, dass die Fettleibigkeit zu schwerwiegenden gesundheitlichen Risiken führt.

Haben Sie eine Veranlagung für Fettleibigkeit?

Wenn Sie mehr Kalorien zu sich nehmen, als Sie bei Ihrer Aktivität verbrauchen, dann nehmen Sie zu. So einfach wie das klingt, so wenig können Sie davon ausgehen, dass Jeder, der übergewichtig ist, auch zu viel isst. Denn Übergewicht hängt von verschiedenen Faktoren ab:

■ *Erbmaterial – Ihre* Gene spielen im Zusammenspiel zwischen Kalorien und Energie eine Rolle. Sie beeinflussen den Körperfettanteil sowie die Fettverteilung, wodurch Sie leichter zunehmen können.

Wenn in Ihrer Familie bereits Fettleibigkeit vorliegt, erhöht sich die Wahrscheinlichkeit, dass Sie ebenfalls fettleibig werden, um etwa 30%. Ernährung und die Intensität körperlicher Bewegung sind ebenfalls Faktoren für Fettleibigkeit, die familiär bedingt sind.

Vererbung bestimmt jedoch nicht, ob Sie fettleibig werden. Die Gene können lediglich Übergewicht und Fettleibigkeit begünstigen. Ihr Körpergewicht wird letztlich von Ihrer Ernährung und Ihrem Energieverbrauch bei körperlicher Aktivität bestimmt.

Fett in Ihrer Nahrung bringt Ihnen doppelt so viele Kalorien wie Proteine und Kohlenhydrate ein.

■ *Energiereiche Ernährung* – Fettreiche Nahrung weist einen hohen Energiewert auf, was ebenfalls Fettleibigkeit begünstigt.

Gramm für Gramm sorgt Fett für doppelt so viele Kalorien wie Proteine und Kohlenhydrate (ein Kalorien-Verhältnis von 9:4). Diese Energiedifferenz erklärt auch, warum man durch viel Fett schneller zunimmt. Nahrungsmittel und Getränke mit einem hohen Zuckergehalt wie Softdrinks, Süßigkeiten und Desserts enthalten viele leere Kalorien. Sie liefern dem Körper außer Energie wenn überhaupt wenig Nährstoffe.

■ *Körperliche Bewegung* – Übergewichtige Menschen bewegen sich in der Regel weniger als normalgewichtige Erwachsene. Inaktivität ist nicht immer die Ursache für Fettleibigkeit. Jedoch führt Fettleibigkeit oft zu Inaktivität.

■ *Geschlecht* – Muskeln verbrauchen mehr Energie als Fettgewebe. Da Männer mehr Muskeln als Frauen haben, verbrennen Männer in Ruhephasen zwischen 10% und 20% mehr als Frauen.

■ *Alter* – Mit dem Alter nimmt der Anteil der Muskeln im Körper ab, der Körperfettgewebeanteil erhöht sich. Der Stoffwechsel verlangsamt sich ebenfalls. Durch diese natürlichen Veränderungen benötigen Sie weniger Kalorien. Wenn Sie Ihre Kalorienzufuhr nicht reduzieren, werden Sie zunehmen.

■ *Rauchen* – Raucher neigen dazu, dicker zu werden, wenn sie mit dem Rauchen aufhören. Eine Gewichtszunahme von 3 bis 4 kg ist nicht ungewöhnlich. Die Gewichtszunahme hängt besonders mit der Eigenschaft von Nikotin zusammen, den Stoffwechsel anzukurbeln. Wenn Raucher nicht mehr zur Zigarette greifen, verbrennen sie weniger Kalorien.

Rauchen beeinträchtigt auch den Geschmack. Ehemalige Raucher nehmen häufig zu, da sie mehr essen, nachdem sie mit dem Rauchen aufgehört haben. Denn das Essen schmeckt und riecht besser.

■ *Schwangerschaft* – Nach jeder Schwangerschaft nimmt eine Frau im Durchschnitt zwischen 2 und 3 kg zu im Vergleich zum Vorschwangerschaftsgewicht.

■ *Medikamente* – Corticosteroide und besonders Medikamente für bestimmte psychische Erkrankungen können zur Gewichtszunahme führen.

■ *Gesundheitliche Probleme* – Weniger als 2% der Fälle von Fettleibigkeit sind auf Stoffwechsel- oder Hormonstörungen zurückzuführen.

Mit dem Alter verliert Ihr Körper Muskelmasse, der Körperfettgewebeanteil erhöht sich und der Stoffwechsel wird verlangsamt. Die Konsequenz ist, dass Sie Ihre Kalorienzufuhr verringern müssen um Ihr Gewicht zu halten.

Der Body-Mass-Index ist ein genauerer Indikator für Körperfettgewebe als die Gewichtsbestimmung allein. Dann bewerten Sie Ihre Körperform und messen Ihren Taillenumfang (siehe Seite 101). Ihre persönliche und Familiengeschichte hilft Ihnen zu erfahren, wie gefährlich Adipositas für Sie ist und was Ihr Normalgewicht sein sollte. Beantworten Sie zunächst folgende Fragen:

1. Habe ich momentan ein Gesundheitsproblem, das durch eine Gewichtsreduktion verbessert werden könnte? Das Abspecken überschüssiger Pfunde kann hohen Blutdruck, Diabetes, Arthrose, hohe Cholesterin- und Triglyzeridspiegel verbessern.

2. Entspricht meine Körperform mehr der eines „Apfels" oder einer „Birne"? Ist mein Taillenumfang zu groß? Wo das Zuviel an Körperfett sitzt, ist bedeutend für die Gesundheitsrisiken, die aus Übergewicht resultieren.

3. Riskiere ich später im Leben an gewichtsabhängigen Problemen zu erkranken? Entscheiden Sie, ob die Krankheitsgeschichte Ihrer Familie Sie für chronische, gewichtsbezogene Krankheiten anfällig macht. Und überlegen Sie, ab welchem Alter Sie zugenommen haben. Menschen, die schon in jungen Jahren Übergewicht hatten, laufen eher Gefahr, später durch Übergewicht Probleme zu haben oder an den Folgen zu sterben. Das höchste Sterberisiko tragen Menschen, die schon als Teenager stark übergewichtig waren. Außerdem korreliert eine Zunahme um mehr als 10 kg seit dem 18. Lebensjahr bei Frauen und seit dem 22. Lebensjahr bei Männern mit einem größeren Sterberisiko im Vergleich zu Menschen, die seitdem weniger zugenommen haben.

Das höchste Sterberisiko tragen Menschen die bereits in Jugendjahren an Übergewicht litten.

4. Ist mein Body-Mass-Index (BMI) außerhalb des „normalen" Bereiches? Im Allgemeinen verringert sich Ihr Risiko, gesundheitliche Probleme zu entwickeln, wenn sich Ihr BMI in einem akzeptablen Bereich bewegt.

5. Esse ich zuviel? Rauche ich Zigaretten? Konsumiere ich mehr als 2 alkoholische Getränke pro Tag? Oder lebe ich mit unkontrolliertem Stress? Wenn Sie zuviel essen, kann das eine zu fette Ernährung bedeuten. Rauchen verursacht Herz- und Lungenkrankheiten. Durch die Einschränkung der Leberfunktion behindert Alkohol die Aufnahme von Nährstoffen. Alkohol selbst hat sehr viele Kalorien. Die liefern aber nicht mal Ener-

Selbst kleine Gewichtsverluste sind von Vorteil

Sie müssen nicht viele Pfunde verlieren, um von einer Gewichtsreduzierung zu profitieren. Sogar kleine Erfolge können Großes bewirken, besonders wenn Ihre Gesundheitsprobleme gewichtsabhängig sind.

Ein Abnehmen um 5% bis 10% kann zu einer Blutdrucksenkung führen, die Triglyzerid- und Cholesterinwerte im Blut verbessern, Schlafapnoe-Symptome reduzieren und das Risiko für Gelenkerkrankungen wie Osteoarthritis (Arthrose) herabsetzen. Außerdem kann auch Ihr Selbstbewusstsein vom Gewichtsverlust profitieren.

Was ist Ihr Idealgewicht?

Der Body-Mass-Index (BMI) setzt Ihr Körpergewicht zu Gesundheitsrisiken in Beziehung, die mit Übergewicht verbunden sind.

Die untenstehende Grafik weist gesunde und ungesunde Gewichtskategorien für verschiedene Körpergrößen auf.

Ihren BMI können Sie einfach errechnen:

1. Multiplizieren Sie Ihre Körpergröße (in m) mit sich selbst (z. B. 1,75*1,75=3,0)

2. Teilen Sie Ihr Gewicht (in kg) durch diesen Faktor (z. B. 68/3,0=22,6).

In dem Beispiel beträgt der BMI 22,6.

Im Allgemeinen bewegt sich ein gesunder BMI zwischen 19 und 25. Wenn Ihr BMI über 25 liegt, sollten Sie sich mit Ihrem Arzt über ein Diätprogramm unterhalten.

Die Gewichtsmessung wurde hier morgens ohne Schuhe und Kleidung durchgeführt. Größere Gewichtsangaben als in dieser Tabelle können bei Menschen mit mehr Knochen und Muskeln (z. B. Männer) auftreten.

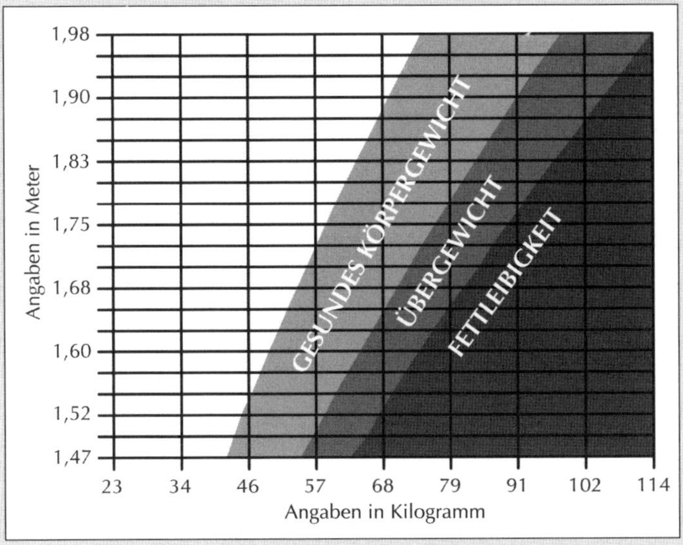

Mit der Errechnung Ihres Body-Mass-Index (BMI) können Sie leicht ermitteln ob Ihr Körpergewicht ein gesundheitliches Risiko darstellt.

gie, sondern nur „Hüftgold". Zuviel negativer Stress greift die geistige und körperliche Gesundheit an. In Kombination mit diesen Verhaltensweisen wirkt sich Übergewicht noch negativer auf Ihre Gesundheit aus.

Wenn Sie alle Fragen mit „Nein" beantworten konnten, wird eine Gewichtsverminderung wahrscheinlich keinen gesundheitlichen Vorteil für Sie bedeuten. Falls Sie andererseits mehr als einmal mit „Ja" geantwortet haben, kann Abnehmen Ihren Gesundheitszustand verbessern.

Welche Maßnahmen für den Beginn einer Diät funktionieren

Wenn Sie Ihr Gewicht reduzieren müssen, sollten Sie sich an folgende Punkte halten, um sicher abzunehmen und die überschüssigen Pfunde dauerhaft von sich fernzuhalten:

■ *Tun Sie es aus Überzeugung* – Nehmen Sie ab, weil Sie es wollen und nicht, um anderen zu gefallen. Ihre Motivation sollte aus Ihrem Inneren kommen, weil Sie von der Notwendigkeit überzeugt sind.

Akzeptieren Sie die Tatsache, dass gesundes Abnehmen langsam und kontinuierlich erfolgt.

■ *Setzen Sie Prioritäten* – Setzen Sie sich nicht der Gefahr des Versagens aus, indem Sie Ihren Lebensstil zu ändern versuchen, während Sie andere große Problem verarbeiten müssen. Man braucht viel geistige und körperliche Energie, um seine Gewohnheiten zu ändern.

Wenn Sie finanzielle oder partnerschaftliche Probleme haben oder unglücklich über andere wichtige Aspekte Ihres Lebens sind, wird die Selbstdisziplin wahrscheinlich leiden. Der richtige Zeitpunkt ist entscheidend.

■ *Setzen Sie sich realistische Ziele* – Versuchen Sie, ein angenehmes Gewicht zu erreichen, das Sie als junger Erwachsener problemlos halten konnten. Wenn Sie immer schon übergewichtig waren, streben Sie ein Gewicht an, bei dem die Werte für Triglyzeride, Blutzucker, Blutdruck und Energie besser sind (siehe „Selbst kleine Gewichtsverluste können von Vorteil sein", Seite 98).

Akzeptieren Sie, dass gesundes Abnehmen langsam und kontinuierlich erfolgt. Zielen Sie darauf ab, nicht mehr als 1 bis 2 Pfund pro Woche zu verlieren, wenn Sie eine Frau sind, oder 2 bis 3 Pfund, wenn Sie ein Mann sind (Der männliche Stoffwechsel hat einen höheren Umsatz und macht das Abnehmen

Was Ihre Körperform über Ihre Gesundheitsrisiken aussagt

Die meisten Menschen legen in jeder Dekade des Erwachsenendaseins einige Pfunde zu. Ist das ungesund? Das hängt von Ihrer genetischen Ausstattung ab.

Haben sich die zusätzlichen Pfunde um Ihren Bauch gruppiert, spricht man von Apfel-Typ. Oder sind sie tiefer abgesunken und gruppieren sich um Hüfte, Po und Beine, sodass sie Ihnen ein birnenförmiges Aussehen verleihen?

Wenn Sie mehr zum Apfeltyp gehören – auch als Kugelbauch oder Rettungsring bekannt – tragen Sie das Fett in und an Ihren Bauchorganen. Eine Fettansammlung an dieser Stelle vergrößert Ihr Risiko für Diabetes, Koronare Herzkrankheit, Schlaganfall, Bluthochdruck und bestimmte Krebsarten.

Der Apfel-Typ kann – unabhängig vom Gewicht – größere Gesundheitsrisiken tragen, weil Bauchfett eher abgebaut wird und in die Blutbahn gelangt, wo es zu verstopften Arterien (Arteriosklerose) führen kann. Hinzu kommt, dass die Risiken durch Überernährung, starken Alkoholkonsum und Mangel an Bewegung mehr Apfel- als Birnen-Typen betrifft.

Wenn Ihre Körperform eher an eine Birne erinnert – breite Hüfte, Po und Oberschenkel – haben Sie wahrscheinlich weniger Risiken als ein Apfel-Typ.

In Bezug auf Ihre Körperform empfiehlt sich eine Taillenmessung, um die gewichtsabhängigen Risiken zu beurteilen. Daneben zeigt es auch, wo das meiste Körperfett abgelagert ist. Um zu bestimmen, ob Sie zuviel Gewicht an Ihrem Bauch tragen, messen Sie Ihren Taillenumfang. Suchen Sie den höchsten Punkt Ihrer Hüftknochen und legen Sie das Maßband kurz darüber an.

Ein Umfang über 100 cm bei Männern und 90 cm bei Frauen lässt auf erhöhte Gesundheitsrisiken schließen. Allgemein gilt: Je dicker die Taille, desto größer die Risiken

Aufschluss gibt auch der Taillen-Hüft-Quotient (Taille geteilt durch Hüfte), der bei Frauen 0,9 und bei Männern 1,0 nicht überschreiten sollte. Das bedeutet: Die Taille sollte immer schmaler als die Hüfte sein („Birnenform"). Bei der „Apfelform" ist die Taille breiter als die Hüfte und der Anteil an gefährlichem Bauchfett zu hoch.

Ihr Taillenumfang kann Ihnen Aufschluss über ein mögliches Gesundheitsrisiko geben.

Eine gesunde Ernährung ist die Antwort für eine langfristige Gewichtskontrolle und bessere Gesundheit.

leichter). Setzen Sie sich Wochen- oder Monatsziele, die Sie am Ende kontrollieren können.

■ *Freunden Sie sich mit gesünderem Essen an* – Fette Speisen, Diät-Pillen und spezielle Nahrungskombinationen sind nicht die Antwort für langfristige Gewichtskontrolle und bessere Gesundheit. Lernen Sie stattdessen mehr über gesunde Ernährung (siehe „Ratgeber zu gesunder Ernährung", Seite 104).

Ergebnisse von 4 amerikanischen Umfragen zeigen, dass die meisten Menschen versuchen, ihr Gewicht zu reduzieren, indem sie 1.000 bis 1.500 Kalorien am Tag zu sich nehmen. Jedoch eine geringe Kalorienzufuhr von unter 1.200 für Frauen oder 1.400 für Männer wird Sie langfristig nicht zufrieden stellen.

Wenn Sie weniger als 1.200 Kalorien zu sich nehmen, wird die Versorgung mit bestimmten Nährstoffen wie Folsäure, Magnesium oder Zink schwierig. Und es fördert nur den vorübergehenden Verlust von Flüssigkeit statt den dauerhaften Verlust von Körperfett.

Weniger Kalorien sind einfacher, wenn Sie sich angewöhnen, weniger als 30% Fett mit den täglichen Mahlzeiten aufzunehmen. Der Verzicht auf fettbezogene Kalorien erlaubt Ihnen, mehr nährstoffreiche Speisen wie Vollkornprodukte, Obst und Gemüse zu verzehren. So können Sie auch mehr essen und gleichzeitig weniger Kalorien aufnehmen.

■ *Kommen und bleiben Sie in Bewegung* – Diäten können beim Abnehmen helfen. Eine Kürzung um 250 Kalorien pro Tag kann Sie pro Woche ein halbes Pfund verlieren lassen (3.500

Was bringen Nahrungsersatzprodukte?

Nahrungsersatzprodukte (z. B. Weizenkleie) kontrollieren die Kalorien, indem sie reguläre Mahlzeiten oder Zwischenmahlzeiten ersetzen.

Entsprechende Produkte sind als Getränke oder in abgepackter Form erhältlich.

Die Produkte alleine führen vermutlich noch nicht zum Gewichtsverlust, aber immer mehr Studien weisen darauf hin, dass sie das Abnehmen fördern, wenn sie als Bestandteil eines ausgeglichen Diät- und Trainingsplans eingenommen werden.

Kalorien = 1 Pfund Fett). Wenn Sie aber einen strammen 30-minütigen Spaziergang an 4 Tagen in der Woche hinzufügen, können Sie diesen Erfolg verdoppeln.

Eine der besten Möglichkeiten, Körperfett abzubauen, ist regelmäßige und lang anhaltende Bewegung, wie ein Spaziergang von 40 Minuten oder länger. Ihr Körper verwendet Fett als eine Hauptenergiequelle bei dauerhafter, aerober Bewegung. Da die Intensität der Bewegung nicht sehr hoch ist, können Sie länger durchhalten und mehr Kalorien verbrennen.

Krafttraining, z. B. Gewichtheben, ist ebenfalls sehr wichtig, da es dem altersbedingten Muskelschwund entgegen wirkt. Da Kalorien auch im Muskel verbraucht werden, ist die Muskelmasse ein Schlüssel zur Gewichtskontrolle. Je mehr Muskeln Sie erhalten können, umso größer ist die „Maschine", die Kalorien verbrennt.

Trainieren Sie mit Verstand, indem Sie langsam anfangen. Steigern Sie dann allmählich Dauer und Intensität der Übungen. Zügiges Gehen ist eine ideale Wahl. Andere Optionen für aerobe Bewegungen sind Schwimmen, Radfahren, Joggen oder Tanzen. Entscheiden Sie auch, ob Sie lieber allein trainieren oder einen Sportpartner haben möchten. Dieser kann Ihnen dabei helfen die sportliche Motivation zu wahren.

Halten Sie Ihren Körper mit Fitness und Training gesund, denn mehr Muskelmasse kann mehr Kalorien verbrennen.

Können Ihnen Medikamente beim Abnehmen helfen?

Nachdem Sie das Für und Wider in Ihrem Fall abgewogen haben, kann Ihnen Ihr Arzt ein oder zwei Medikamente verschreiben.

Orlistat (Xenical®) blockiert Enzyme in Ihrem Darm, die dem Abbau von Fett dienen, sodass etwa 30% des Nahrungsfettes unverdaut den Darm passiert. Es scheint sicher zu sein, aber Nebenwirkungen wie Fäkalausfluss haben den Einsatz eingeschränkt.

Sibutramin (Reductil®) funktioniert, indem es Ihren Appetit bremst. Die Gewichtsverluste sind bescheiden. Nebenwirkungen können sich auch hier störend auswirken und sind möglicherweise ernst.

Sprechen Sie mit Ihrem Arzt und nutzen Sie diese Medikamente vorsichtig, wenn Sie hohen Blutdruck haben oder Antidepressiva einnehmen.

Ratgeber zu gesunder Ernährung

Ernährungsexperten der Mayo Clinic haben einen neuen Ansatz zum Erreichen und Halten eines gesunden Körpergewichts entwickelt: die Mayo Clinic Pyramide für gesundes Gewicht.

Die Pyramide basiert auf dem Konzept der Energiedichte von Nahrungsmitteln und betont kalorienarme Speisen, die Ihnen ein Sättigungsgefühl geben.

Forschungen zeigen, dass das Sättigungsgefühl vom Volumen und Gewicht der Speisen abhängt, die Sie essen. Indem Sie Speisen mit einer geringen Energiedichte (wenig Kalorien pro Volumen) wählen, können Sie Ihre Kalorienaufnahme reduzieren und trotzdem die gleiche Menge essen wie vorher. Nutzen Sie die Pyramide folgendermaßen:

■ *Setzen Sie sich ein Kalorienziel* – Für das Abnehmen haben sich folgende tägliche Kalorienziele häufig bewährt.

Gewicht (in kg)	Kalorienziel	
	Frauen	Männer
Unter 110	1.200	1.400
110 – 140	1.400	1.600
über 140	1.600	1.800

Beginnen Sie mit diesen Werten. Wenn Sie sich trotz des Verzehrs von viel Obst und Gemüse außergewöhnlich hungrig fühlen oder zu schnell Gewicht verlieren, sollten Sie zum nächst höheren Kalorienwert übergehen.

Weniger als 1.200 Kalorien für Frauen und 1.400 Kalorien für Männer sind im Allgemeinen nicht empfehlenswert, weil Sie dann nicht mehr ausreichend mit Nährstoffen versorgt werden.

■ *Legen Sie die Zahl der Portionen fest* – Mit dem Kalorienziel als Basis können Sie jetzt Tagespläne erstellen. Nutzen Sie die folgende Tabelle, um die Anzahl der täglichen Mahlzeiten festzulegen. Mit diesem Plan zählen Sie Portionen, nicht Kalorien. Die Ausnahme sind Süßigkeiten, die auf 75 Kalorien am Tag beschränkt sind. Die empfohlene Anzahl von Portionen für Kohlenhydrate, Eiweiß/Milchprodukte und Fettgruppen sind Höchstwerte, aber die Portionen für Obst und Gemüse sind Mindestwerte. Essen Sie soviel Obst und Gemüse, wie Sie mögen.

■ *Lernen Sie die Portionsgrößen* – Die folgenden Angaben geben die Portionsgröße für verbreitete Nahrungsmittel wieder: 70 - 100 g Fisch oder Fleisch (so groß wie ein Stapel Spielkarten), 1 kleiner Apfel (so groß wie ein Tennisball), 2 Tassen Gemüse, 1 Tasse Nudeln, 50 g Käse, 1 Tasse trockenes Müsli, 1/2 Brötchen, 1 Scheibe Brot.

■ *Führen Sie ein Speisetagebuch* – Schreiben Sie die Anzahl der Portionen für jede Nahrungsgruppe bezüglich Ihres Kalorienziels auf. Notieren Sie im Laufe des Tages Ihre Mahlzeiten, die Anzahl der Portionen und die Nahrungsgruppen, zu denen sie gehören. Vergleichen Sie das mit Ihren angestrebten Werten. Gratulieren Sie sich dann oder machen Sie Anpassungen. Machen Sie sich eine Kopie der Tabelle auf Seite 105.

Mayo Clinic Pyramide für ein gesundes Gewicht

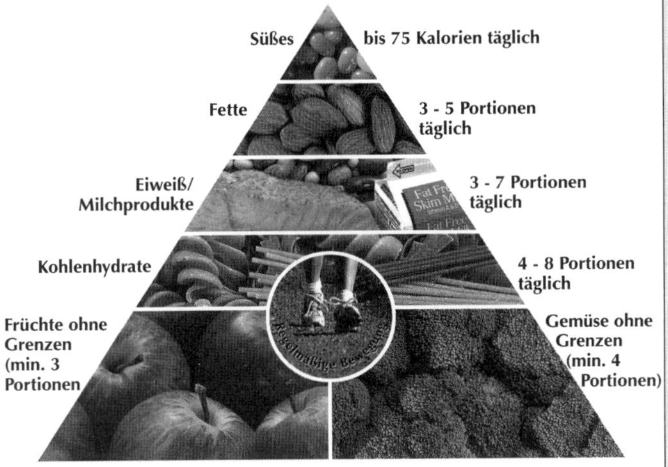

Die Mayo Clinic Pyramide für gesundes Gewicht zeigt Ihnen, worauf Sie achten müssen, wenn Sie Nahrungsmittel auswählen, die ein gesundes Gewicht fördern. Daneben werden Sie mit diesem Ernährungsansatz nie wieder hungrig sein.

Tägliche Portionsempfehlungen für verschiedene Kalorienniveaus					
Nahrungsgruppe	Anfängliche Kalorienziele				
	1.200	1.400	1.600	1.800	2.000
Gemüse					
Obst					
Kohlenhydrate					
Eiweiß/ Milchprodukte					
Fette					

Obwohl regelmäßige sportliche Aktivität die Fettverbrennung fördert, sind auch zusätzliche Bewegungen willkommen. Parken Sie beispielsweise weiter weg oder gehen Sie mehrmals täglich Treppen auf und ab.

■ *Ändern Sie Ihren Lebensstil* – Es ist nicht damit getan, sich einige Wochen lang gesund zu ernähren und etwas Sport zu treiben. Sie müssen diese Aspekte in Ihr Leben integrieren. Um das zu erreichen, müssen Sie zuerst das Verhalten ändern, durch das Sie ursprünglich zugenommen haben.

Beliebte Abnehmstrategien bringen keine Verhaltensänderungen

Hier werden einige verbreitete Strategien zum Abnehmen untersucht. Im Allgemeinen können sie keinen sicheren dauerhaften Fettabbau gewährleisten, weil sie Ihre Verantwortung für veränderte Ess- und Bewegungsgewohnheiten negieren.

Methode	Wie sie wirken soll	Warum es nicht funktioniert
Diätpillen (rezeptfrei)	Enthalten Wirkstoffe, die den Appetit zügeln oder Ihren Stoffwechsel über eine Stimulation des Gehirns ankurbeln.	Einige Substanzen können Herzinfarkt, Schlaganfälle oder plötzliche Todesfälle verursachen. Einige haben Suchtpotenzial, da die Dosierungen mit der Zeit angehoben werden müssen.
Besondere Nahrungs-kombinationen (Diäten)	Bestimmte Speisen wie Pampelmusen regen die Fettverbrennung an. Besondere Kombinationen verändern die Verdauungsprozesse in Ihrem Körper, sodass Sie weniger Kalorien aufnehmen.	Wird durch keine wissenschaftlichen Beweise untermauert. Beschränkt die Nahrungsauswahl und damit die Nährstoffaufnahme. Unmöglich und ungesund bei Daueranwendung.
Diäten mit sehr wenigen Kalorien (unter 1.000 Kal/Tag)	Deutliche Kalorienbremse fördert schnellen Gewichtsverlust.	Zuerst kann viel Wasser verloren werden, ohne langfristigen Fettverlust. Spielt dem Körper eine Hungerphase vor. Körper reagiert mit reduziertem Kalorienverbrauch. Betont nicht Bewegungsaspekt und das Konzept des erhöhten Kalorienverbrauchs.

Die Änderung des Lebensstils erfordert einen genauen Blick auf Ihre Essgewohnheiten und tägliche Routinen. Hat man Ihnen beigebracht, den Teller leer zu essen? Wenn ja, fühlen Sie sich immer noch verpflichtet aufzuessen, selbst wenn Sie eigentlich satt sind?

Bewerten Sie Ihre Essgewohnheiten. Essen Sie schnell? Beißen Sie große Stücke ab? Wann essen Sie? Sehen Sie dabei TV-Sendungen? Essen Sie den ganzen Tag über? Bewerten Sie auch Ihre Einkaufs- und Kochgewohnheiten.

Versuchen Sie dann eine Strategie auszuarbeiten, mit der Sie allmählich Ihre Gewohnheiten ändern können und Einstellungen überwinden, die das Abnehmen in der Vergangenheit erschwert haben. Orientieren Sie sich nicht an einer Kilogrammzahl, sondern an einem gesunden Lebensstil.

Orientieren Sie sich bei Ihrem Abnehmprogramm an einem gesunden Lebensstil.

Abnehmprogramme – achten Sie auf diese 5 Kriterien

Abnehmprogramme (z. B. von Sportvereinen, Weight-Watchers u. a.) haben einen großen Zulauf. Leider gelingt den meisten Teilnehmern der dauerhafte Gewichtsverlust nicht. Bevor Sie sich einem Abnehmprogramm anschließen, prüfen Sie folgende Kriterien:

Weitere Informationen

Die Deutsche Gesellschaft für Ernährung (DGE) bietet u. a. einen „persönlichen Bodycheck" im Internet an (www.dge.de). Dort finden sich einfache Kalkulationsprogramme zum BMI, zum Kalorienverbrauch bei sportlichen Aktivitäten, zur Beurteilung des Hüft/Taillen-Verhältnis und zur Nährwertberechnung. Daneben gibt es auf den DGE-Seiten natürlich vielfältige Informationen, z. B. zu gesunder Ernährung und Diäten im Test. Die DGE kann aber weder Einzelanfragen beantworten noch Ernährungsberatungen machen.

Der Bundesverband der Verbraucherzentralen (VZBV) hat in Zusammenarbeit mit der ARD den Ratgeber „Gewicht im Griff" herausgegeben. Das Programm wurde aus 30-jähriger praktischer Erfahrung der Ernährungsberatung der Verbraucherzentralen entwickelt und berücksichtigt die Bedürfnisse, Vorstellungen und persönlichen und finanziellen Möglichkeiten der Teilnehmer zahlreicher Ernährungskurse. Der Ratgeber kann zum Preis von 14,90 Euro zzgl. Versand- und Portokosten gegen Rechnung bestellt werden:

Versandservice des vzbv
Heinrich-Sommer-Straße 13, 59939 Olsberg,
Tel: 0 29 62 - 90 86 47, Fax: 0 29 62 - 90 86 49,
E-Mail: versandservice@vzbv.de. Im Internet können Sie den Ratgeber unter www.ratgeber.vzbv.de bestellen.

■ *Sicherheit* – Jedes Gewichtsmanagementprogramm sollte sicherstellen, dass Sie genügend Nährstoffe erhalten. Obwohl Diäten nur wenige Kalorien enthalten, sollten sie dennoch den Empfehlungen für die tägliche Nährstoffzufuhr genügen.

■ *Vernünftige Abnehmziele* – Einige Menschen mit bestimmten Gesundheitskonstellationen können vom schnellen Gewichtsverlust profitieren. Aber im Allgemeinen sollte man langsam und stetig abnehmen. Schneller Gewichtsverlust, besonders in den ersten beiden Wochen einer Diät, beruht auf dem Verlust von Wasser und nicht von Fett. Ein Abnehmziel von 0,5 - 1,5 kg pro Woche bis zu einem ersten Ziel von 10% Ihres jetzigen Gewichts ist meist empfehlenswert.

■ *Beteiligung Ihres Arztes* – Konsultieren Sie Ihren Arzt, wenn Sie eine Niedrig-Kalorien-Diät planen oder mehr als 7 bis 10 kg abnehmen möchten. Außerdem sollten Sie Ihren Arzt vor dem Beginn eines Gewichtsprogramms befragen, wenn Sie bestimmte Gesundheitsprobleme haben oder regelmäßig Medikamente einnehmen.

Achten Sie bei einem Gewichtsmanagementprogramm auf genügend Nährstoffe.

■ *Hilfe bei der Änderung von Lebensgewohnheiten* – Abnehmen hilft kaum, wenn die Pfunde zurückkehren. Die Programme sollten Ihre Ess- und Bewegungsgewohnheiten verbessern, damit Sie ein gesundes Gewicht halten können.

■ *Aktuelle Informationen über Gebühren* – Sie sollten genau wissen, wie teuer das Programm inklusive jeglicher Nahrungsmittelzusätze oder anderer Produkte sein wird. ❐

Überraschende Verbote

■ Hungern Sie nicht. Wenn Sie hungrig sind, essen Sie. Wählen Sie Speisen von der Pyramidenbasis (Seite 105) aus: Früchte und Gemüse.

■ Lassen Sie nicht zu, dass gelegentliche Rückschläge Ihren Ernährungsplan dauerhaft schwächen – erwarten Sie diese.

■ Seien Sie kein Perfektionist.

■ Setzen Sie sich zeitlich nicht unter Druck. Eine Änderung der Lebensgewohnheiten passiert nicht über Nacht.

■ Geben Sie nicht auf – Sie schaffen es!

Was Sie beim nächsten Mal Ihren Arzt fragen wollen:

Inhaltsverzeichnis – Operativer Eingriff

Operativer Eingriff

Was Sie erwartet und wie Sie sich am besten vorbereiten

Es war keine leichte Entscheidung. Doch nachdem Sie mit Ihrem Arzt und dem Chirurg über die Risiken, die Vorteile sowie die anschließende Rehabilitation gesprochen haben, war die Entscheidung klar: Sie werden sich operieren lassen. Jetzt sind Sie froh, dass Sie sich für die Operation entschieden haben, denn nun können Sie die nächsten Schritte vorbereiten.

Sich einem operativen Eingriff zu unterziehen, bedeutet auch, dass Sie keine Kontrolle mehr über sich haben. Ihre Gesundheit – und vermutlich auch Ihr Leben – liegt in den Händen von anderen. Auf der anderen Seite bedeutet eine Operation aber auch, dass Sie die Kontrolle wieder erlangen.

Eine Operation kann entscheidend dazu beitragen, dass Sie Ihre Lebensqualität verbessern.

Eine Operation kann entscheidend dazu beitragen, dass Sie Ihre Gesundheit und die bisher gewohnte Lebensqualität wieder herstellen. Nach der Besprechung mit Ihrem Arzt und dem Chirurg über die Risiken und Vorteile einer bestimmten Operation sind Sie in der Lage, sich für eine bestimmte Technik oder ein Narkosemittel zu entscheiden.

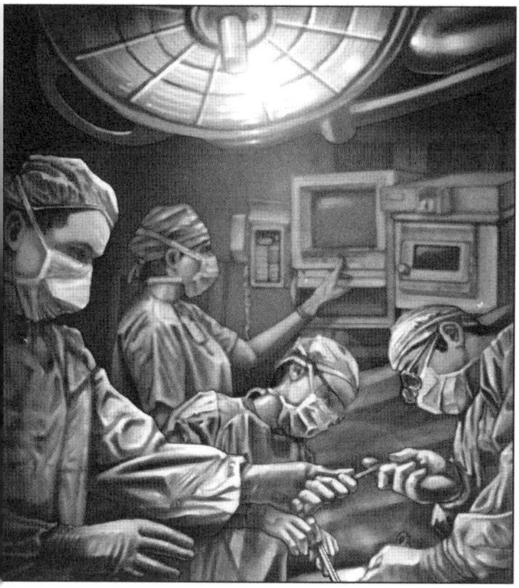

Wenn Sie sich auf eine Operation gut vorbereiten, sind Sie auch mental stark genug, die Kontrolle an den Chirurg und sein Team abzugeben.

Sie können sich auf den Zeitpunkt der Operation optimal vorbereiten. Denn Sie sind auch mental in der Lage, die Kontrolle an den Chirurg zu übergeben, und haben Vertrauen in die Fähigkeiten und Erfahrung des Operationsteams. Sie werden aber auch merken, wenn es zu Ihrem

Vorteil ist, eine Entscheidung zu treffen. In dieser Hinsicht spielen die Informationen, die Sie vor der Operation haben, eine wichtige Rolle. Zum Beispiel:

Die Information, was Sie vor und nach einer Operation erwartet, kann Ihnen helfen, besser für die Genesung zu Hause zu planen.

Die Tatsache, dass Sie mit Ihrem Arzt die Risiken und die Vorteile einer bestimmten Operation intensiv besprochen haben, kann Ihnen die Angst nehmen, eine Entscheidung zu treffen. Es sollte auch immer berücksichtigt werden, ob eine nicht-operative Behandlung möglich ist.

Fortschritte im Wissen der Chirurgen, der Operationstechniken und -ausrüstungen leisten einen entscheidenden Beitrag zur optimalen Kontrolle einer Operation. Das gibt Ihnen Sicherheit und hilft Ihnen, Vertrauen zum Operationsteam aufzubauen. Die Informationen, die Sie erlangen – von Ihrem Arzt, dem Chirurg und anderen, die mit der Operation und der Genesung zu tun haben – können zu einem erfolgreichen Ergebnis beitragen.

Klären Sie vor dem Entschluss zu einer Operation ab, ob auch eine nicht-operative Behandlung möglich wäre.

Bewertung Ihrer Gesundheit

Wenn Sie über 65 Jahre alt sind, wissen Sie, dass sich Ihr Körper mit dem Alter verändert hat. Diese gesundheitlichen Veränderungen, zu denen zum Beispiel verminderte Funktionen des Herzens, der Lungen und des Verdauungssystems gehören, sind wesentliche Aspekte bei der Frage, wie Ihr Körper auf die Narkose und den Stress der Operation reagiert. Weitere Faktoren wie eingeschränkte Bewegungsfähigkeit, Diabetes, unkontrollierter Bluthochdruck, Rauchen oder übermäßiger Alkoholkonsum spielen bei der Operation ebenfalls eine Rolle.

Deshalb ist es unerlässlich, dass Ihr Arzt, der Chirurg und der Anästhesist vollständig über Ihren Gesundheitszustand informiert sind. Zusätzlich zu einer sorgfältigen Durchsicht Ihrer Krankengeschichte kann Ihr Arzt eine Reihe von Untersuchungen anordnen, um Ihre physische Verfassung zu beurteilen.

Nach der Auswertung dieser Untersuchungsergebnisse ist es durchaus möglich, dass der Chirurg oder der Anästhesist von einer Operation abrät, da die Risiken eines Eingriffs in keinem Verhältnis zum potenziellen Nutzen stünden. Dennoch können belastende Faktoren wie Bluthochdruck oder Bewegungsmangel angesprochen werden, um Ihren Gesundheitszustand vor einer Operation zu verbessern. Altersbezogene Aspekte sowie bereits bekannte Gesundheitsprobleme können auch dazu führen, dass der Chirurg und der Anästhesist sich für andere Techniken bei der Operation entscheiden.

Eine gute Vorbereitung auf eine Operation reduziert Ihre Angst sowie den Stress während Ihrer Genesung.

So bereiten Sie sich auf eine Operation vor

Eine gute Planung kann Ihnen die Angst vor der Operation nehmen und den Stress während der Abheilungsphase reduzieren. Folgendes können Sie während der Tage und Wochen vor dem eigentlichen Termin veranlassen:

Eigenblutspende vor der Operation

Für den Fall, dass Sie während der Operation eine Bluttransfusion brauchen, sorgen Sie sich vielleicht um Infektionskrankheiten (z. B. Hepatitis) oder andere Probleme, die durch Bluttransfusionen entstehen können. Es ist gut zu wissen, dass deutsche Blutbanken von Bundesbehörden kontrolliert und dass die Spender und ihr Blut genau untersucht werden, um Infektionen und Unverträglichkeitsreaktionen zu verhindern.

Trotzdem besteht ein kleines Restrisiko. Wenn Ihr Chirurg glaubt, dass Sie während des Eingriffs Blutkonserven brauchen, können Sie häufig in den Wochen vor dem Operationstermin Ihr eigenes Blut spenden und für sich selbst aufbewahren lassen.

Frühestens 6 Wochen vor der Operation erfolgt die erste Eigenblutspende. Bis zu 5 weitere sind im Abstand von einer Woche (mindestens 3 Tage) möglich. Die letzte Entnahme sollte eine Woche vor der Operation erfolgt sein. Damit ausreichend Blut neu gebildet werden kann, müssen Sie Eisen-Kapseln in hoher Dosierung einnehmen.

Wenn es dann soweit ist, wird Ihre Eigenblutspende bereitgehalten.

Diese Methode verringert – aber eliminiert nicht vollständig – das Risiko eines Problems mit der Bluttransfusion. Auch die Logistik kann schwierig sein auf Grund von:

- der begrenzten Haltbarkeit von Blut.
- der Notwendigkeit, Ihre Eigenblutspende deutlich vor dem Operationstermin zu machen, damit Sie das fehlende Blut neu bilden können.
- der Notwendigkeit, Ihr Blut dort zu spenden, wo Sie später operiert werden.

■ *Bereiten Sie Ihr Zuhause auf die Genesungsphase vor* – Arrangieren Sie Ihr Zuhause so, dass Sie möglichst keine Treppen steigen oder nach hoch gestellten Gegenständen greifen müssen. Ziehen Sie auch Hilfskonstruktionen wie einen Toilettensitz oder einen mechanischen Greifer in Betracht, und überlegen Sie, ob ein Aufbocken Ihres Bettes eventuell das Aufstehen erleichtert. Lagern Sie Lebensmittel und Badezimmerartikel ein, damit Sie später nicht zusätzlich noch einkaufen gehen müssen. Kochen Sie Mahlzeiten im voraus und frieren Sie diese ein.

■ *Überlegen Sie, welche Hilfe Sie von anderen benötigen könnten* – Planen Sie jemanden für die Zeit im Krankenhaus ein, der Ihnen hilft und Sie danach nach Hause fährt. Sprechen Sie sich mit Freunden und Familie ab, damit Sie bei Bedarf Hilfe haben. Wenn diese nicht die gewünschte Hilfe leisten können, kann Ihnen Ihr Arzt einen Krankenpflegedienst empfehlen.

Bereiten Sie sich und Ihre Umgebung auf die Genesungsphase vor.

■ *Bereiten Sie Ihren Körper vor* – Viel Erholung und gesunde Ernährung kann Ihren Körper gut auf den Stress der Operation vorbereiten. Wenn Sie regelmäßig Sport treiben, machen Sie damit weiter. Wenn Sie nur wenig Bewegung haben, fragen Sie Ihren Arzt, ob es sinnvoll ist, vor der Operation mit sportlichen Übungen anzufangen.

■ *Hören Sie auf zu rauchen* – Wenn Sie Raucher sind, versuchen Sie mindestens 2 Wochen vor der Operation aufzuhören. Sehr wahrscheinlich dürfen Sie im Krankenhaus nicht rauchen.

■ *Packen Sie Ihren Koffer* – Wenn Sie nur für eine Nacht im Krankenhaus bleiben, bringen Sie Waschzeug, Unterwäsche, Bademantel, Pantoffeln, locker sitzende Kleidung für den Nachhauseweg und nötige Papiere wie Versicherungsunterlagen mit.

■ *Lassen Sie sich klare, schriftliche Anweisungen zu Ihren Medikamenten oder Zusätzen geben* – Klären Sie, welche Ihrer Medikamente, Vitamine und Zusätze weiter eingenommen werden müssen, und welche Sie absetzen bzw. wann Sie das tun sollten.

Letzte Details vor den Eingriff

Folgende Maßnahmen sind am Tag vor der Operation wichtig:

■ *Erwähnen Sie jede bestehende Erkrankung* – Wenn Sie sich erkältet haben, fiebrig oder heiser sind, muss der Eingriff eventuell verschoben werden.

■ *Packen Sie Ihre Medikamente ein* – Bringen Sie die Medikamente in der Originalverpackung mit.

■ *Nehmen Sie Behälter mit* – Wenn Sie eine Brille, Kontaktlinsen oder ein Gebiss tragen, sollten Sie diese in Behältnissen

Welche Medikamente die Operation beeinflussen

Medikamente	Ihre Ärzte werden wahrscheinlich folgenden Rat erteilen:
ASS (z. B. Aspirin®)	Setzen Sie es 10 bis 14 Tage vor dem Eingriff ab.
Insulin	Halbieren Sie die Dosis oder lassen Sie die erste Dosis vor dem Eingriff aus.
Schlaftabletten	Diese können Sie meist problemlos vor der Operation einnehmen. Sprechen Sie aber über diese Medikamente mit Ihrem Arzt.
Pflanzliche Wirkstoffe	Nennen Sie alle pflanzlichen Wirkstoffe, da bestimmte Substanzen 2 bis 3 Wochen vorher abgesetzt werden müssen.
Kalziumkanalblocker wie Diltiazem, Verapamil u. a.	Nehmen Sie diese weiter ein, da Sie Ihre Herztätigkeit stabilisieren.
Betablocker wie Atenolol, Metoprolol u. a.	Es ist besonders wichtig, diese Medikamente weiter einzunehmen. Wenn Sie normalerweise keine Betablocker verwenden und an Bluthochdruck oder Herzproblemen leiden, können Sie Ihnen verschrieben werden, um Ihr Herz während der Operation vor zuviel Stress zu schützen.
Steroide wie Prednison oder Methylprednisolon	Unterbrechen Sie die Anwendung nicht. Ihre Steroiddosis kann nach dem Eingriff für kurze Zeit erhöht werden. Wenn Sie während der letzten 6 Monate Steroide eingenommen haben, sie zurzeit aber nicht mehr brauchen, kann Ihr Arzt für die Operation eine kurze Dosis vorsehen.
Blutverdünnende Medikamente wie Warfarin, Clopidogrel (Plavix®) und Pentoxifyllin (Trental®)	Setzen Sie diese Wirkstoffe ab. Sprechen Sie das Vorgehen jedoch vorher mit Ihrem Chirurgen ab.

mit Ihrem Namen aufbewahren können. Am besten lassen Sie Wertgegenstände wie Brieftasche, Uhr und Schmuck zuhause.

■ *Fasten Sie* – Gewöhnlich wird man Ihnen sagen, dass Sie nach Mitternacht vor der Operation nichts mehr essen oder trinken dürfen. Dadurch wird das Risiko für Komplikationen vermindert, die mit Übelkeit und Erbrechen in Verbindung stehen. Aber natürlich ist es erlaubt, Medikamente mit einem Schluck Wasser 2 Stunden vor der Operation einzunehmen.

Duschen oder baden Sie noch, bevor Sie Ihr Haus verlassen. Dadurch wird die Zahl der Hautbakterien reduziert, sodass auch das Infektionsrisiko sinkt.

Je näher Ihr Operationstermin rückt, desto mehr Aktivität entfaltet sich um Sie herum. Vielleicht werden Sie gebeten, ein OP-Hemd anzuziehen. Vielleicht gibt man Ihnen ein Abführmittel, mit dem Sie Ihren Darm säubern sollen. Eine intravenöse (IV) Strecke (Infusion) kann angelegt werden, damit Medikamente, Blut oder andere Körperflüssigkeiten reguliert werden können.

Notieren Sie sich vor dem Operationstermin oder der Visite Ihre noch offenen Fragen.

Möglicherweise fordert man Sie auf, noch einmal zur Toilette zu gehen. Unter Umständen wird auch ein Blasenkatheter gelegt. Zu den Voruntersuchungen können Blut- und Urinproben, eine Röntgenaufnahme des Brustkorbes oder ein Elektrokardiogramm (EKG) gehören, mit dem die Herzaktivität überwacht wird. Währenddessen werden Sie häufig nach Ihrem Namen und anderen Dingen gefragt.

Notieren Sie Ihre Fragen

Eine vorbereitende Visite im Krankenhaus kann schnell wieder vorbei sein. Leicht kann man eine Frage vergessen – oder die Details einer Antwort. Versuchen Sie Folgendes, um von dem Arztgespräch optimal zu profitieren:

■ Schreiben Sie sich Ihre Fragen und Bedenken auf, bevor das Gespräch stattfindet.

■ Nehmen Sie Stift und Notizblock mit.

■ Lassen Sie sich von einem Freund oder Ihrem Partner begleiten, der Ihnen bei Fragen und Antworten hilft oder zur Seite steht.

Die Anästhesie bereitet Sie vor

Es scheint so einfach zu sein: Ihr Anästhesist betäubt einen Bereich Ihres Körpers oder versetzt Sie in eine Narkose. Hinter diesem scheinbar einfachen Vorgehen steht eine komplexe Wissenschaft, in die eine Vielzahl von Schmerzmitteln und -techniken eingebunden sind. Gleichzeitig überwacht Ihr Anäshesist, dass während der Operation alle wichtigen Organsysteme richtig funktionieren. Allein in Deutschland werden jährlich etwa 800.000 Narkosen durchgeführt.

Zu Ihrem Narkose-Team gehören der Anästhesist sowie ein Assistent. Narkoseschwestern sind speziell geschult und können viele Aufgaben im Zusammenhang mit Ihrer Narkose übernehmen.

Die Art des bevorstehenden Eingriffs – und die Ergebnisse Ihrer Voruntersuchungen – bestimmen die Art der angewendeten Narkose. Man unterscheidet folgende Arten:

■ *Örtliche Betäubung* – Dabei wird nur ein kleiner Bereich Ihres Körpers schmerzunempfindlich gemacht und Sie bleiben vollkommen wach.

Die Art Ihrer Narkose wird genau auf Sie und die Art des bevorstehenden Eingriffs abgestimmt.

■ *Regionale Schmerzausschaltung (Regionalanästhesie)* – Verschiedene Formen dieser Methode dienen der Betäubung ganzer Körperregionen bei erhaltenem Bewusstsein. So wird ein Nervenblock erreicht, indem ein Betäubungsmittel um einen Nerv oder Nervenbündel injiziert wird, das die gewünschte Körperregion (z. B. Arm) innerviert. Bei 2 anderen Formen – spinale und epidurale Anästhesie – spritzt man das Betäubungsmittel nahe dem Rückenmark, um die untere Körperhälfte schmerzfrei zu machen.

Eine regionale Schmerzausschaltung kann zum Beispiel bei Operationen an Hüftgelenk, Prostata oder beim Leistenbruch zum Einsatz kommen. Der große Vorteil ist, dass die nicht narkotisierten Organe, wie Herz und Gehirn, nicht belastet werden, sodass Übelkeit und Erbrechen seltener sind, und möglicherweise auch die Schmerzstillung verbessert wird. Eine regionale Schmerzausschaltung wird häufig mit einem Beruhigungsmittel kombiniert, das Sie entspannt und Sie vielleicht sanft einschlafen lässt.

■ *Narkose* – Diese Methode wird verwendet, wenn Sie die Operation nicht miterleben sollen. Narkosemittel werden entweder intravenös oder über eine Atemmaske verabreicht. Sie

Während der Operation werden Sie und Ihre Körperfunktionen genauestens überwacht.

wirken als Schlafmittel, Schmerzmittel und Muskelrelaxanzien (lassen Muskeln erschlaffen), und sie blockieren die Erinnerung an die Operation. Da eine Narkose Ihren ganzen Körper betrifft, können Nebenwirkungen wie Übelkeit, Erbrechen, Muskelschmerzen und gehemmte Darmfunktionen häufiger auftreten als bei anderen Narkosearten. Die Nebenwirkungen sind aber nur von kurzer Dauer.

Die Wissenschaft der Anästhesie hat dramatische Fortschritte gemacht. Dazu gehören spezielle Narkosemittel, die auf die individuellen Bedürfnisse zugeschnitten werden können. Andere Fortschritte hat es in der Überwachung verschiedener Körperfunktionen gegeben, sodass bestimmte Probleme schnell identifiziert und behoben werden können. Neben Geräten zur Überwachung von Blutdruck und Herzschlag kann auch ein Pulsoximeter ver-

Können Sie während der Narkose aufwachen?

Viele Menschen haben 2 große Fragen zur Narkose: „Kann ich während der Operation aufwachen?“ und „Werde ich wieder aufwachen, wenn sie vorbei ist?“

Dass Patienten während der Narkose aufwachen und Schmerz empfinden, ohne sich mitteilen zu können, ist schon vorgekommen – aber es ist extrem selten. Eine Reihe von Symptomen, wie die Änderung von Blutdruck oder Herzschlag, Schwitzen oder unregelmäßiges Atmen kann Ihr Narkoseteam alarmieren, sodass sie die Narkosetiefe verstärken. Außerdem werden Geräte verfügbar sein, die Anzeichen von Wachheit registrieren können.

Eine andere verbreitete Angst betrifft die Unfähigkeit, aus der Narkose zu erwachen. Zwar gibt es immer ein Restrisiko für Komplikationen, aber Todesfälle unter Narkose sind extrem selten. Es ist so selten, dass exakte Zahlen schwierig zu erhalten sind. In einer Studie, die 410.686 Operationen in Krankenhäusern im US-Bundesstaat Rhode Island zwischen 1990 und 2000 begutachtete, wurden nur 11 Todesfälle auf die Anästhesie zurückgeführt.

Wenn Sie sich sorgen oder Fragen zur Narkose haben, verabreden Sie sich in den Wochen vor Ihrer Operation mit Ihrem Narkosearzt zu einem Gespräch. Außerdem wird Sie Ihr Anästhesist am Tag vor dem Eingriff besuchen, um mit Ihnen über das Vorgehen zu sprechen.

wendet werden. Diese kleine Klemme an Ihrer Fingerkuppe misst unblutig den Sauerstoffgehalt Ihres Blutes. Ein anderes Gerät zeigt die Lage des Beatmungsschlauches an, der häufig bei einer Narkose verwendet wird, und meldet dem Arzt, ob Sie während der Narkose richtig atmen.

Nach der Operation werden Sie aus der Narkose zurückgeholt, wobei sichergestellt wird, dass sich Ihre Körperfunktionen normalisieren. Ihr Narkoseteam kann Sie auch bei der Schmerzbekämpfung nach dem Eingriff betreuen.

Der operative Eingriff erfolgt

Der Begriff „Operation" umfasst eine große Palette von Eingriffen. Im Allgemeinen unterscheidet man folgende Kategorien:

■ *Kleine Operationen* – Dazu gehört eine minimale Betäubung, weniger große Einschnitte und eine schnelle Genesung. Beispiele sind Kataraktbehandlung, Warzenentfernung und einige Biopsien.

■ *Minimal-invasive Operationen* – Mit dieser neuen, sich schnell entwickelnden Methode lassen sich einige Eingriffe durchführen, die früher große Einschnitte erforderten. Die Methode arbeitet mit bleistiftdünnen Röhren (Endoskopen), die entweder über natürliche Öffnungen (Mund, Anus) oder winzige Einschnitte eingeführt werden. Mithilfe der Endoskopie kann Ihr Operateur chirurgische Instrumente, Beleuchtung und eine kleine Videokamera bewegen und den Eingriff vornehmen. Da häufig nur winzige Einschnitte nötig sind, erlauben minimal-invasive Techniken häufig eine schnellere Genesung.

Kleinere und minimal-invasive Operationen bedeuten in den meisten Fällen eine schnelle Genesung.

Jedoch bedeutet eine minimal-invasive Operation nicht immer eine risiko- oder schmerzfreie Operation. Obwohl die Verletzung Ihres Körpers häufig geringfügig ist, kann die Methode trotzdem zu postoperativen Schmerzen und Unwohlsein führen – und manchmal kann viel Zeit und Mühe für die Abheilung erforderlich sein. Minimal-invasive Techniken werden immer häufiger angewendet. Einige der neueren Verfahren beinhalten Hüftgelenksersatz sowie Prostata-, Leber-, Bauchspeicheldrüsen-, Dickdarm- und Enddarmoperationen.

■ *Große Operationen* – Diese erfordert eine regionale Betäubung oder Narkose, eine große Operationsöffnung und Abheilungszeiten, die Wochen oder Monate dauern können.

Beispiele sind die vollständige Entfernung der Prostata, die meisten Herz-Bypass-Operationen und die meisten Gelenksersetzungen.

Die Art des chirurgischen Eingriffs bestimmt meist den Ort der Handlung. Kleine Operationen können ambulant in der Arztpraxis vorgenommen werden. Minimal-invasive und große Operationen werden typischerweise in einem Krankenhaus durchgeführt und erfordern fast immer einen Operationssaal (OP). In diesem Fall werden Sie mit einem Rollstuhl oder Krankenbett in einen hell beleuchteten, sterilen Raum gebracht.

Spätestens zu diesem Zeitpunkt geben Sie die Kontrolle über das weitere Geschehen ab. Erinnern Sie sich deshalb an den gründlichen Entscheidungsprozess und die Planung mit Ih-

Vor einer Operation kann das Einholen einer zweiten Expertenmeinung sinnvoll sein.

Wenn Sie sich eine andere Meinung einholen

Wenn Sie sich für oder gegen eine Operation entscheiden – besonders bei großen Eingriffen – kann das Einholen einer zweiten Expertenmeinung wichtig sein.

Vielleicht haben Sie das Gefühl, dadurch Ihren Arzt oder Chirurgen zu beleidigen. Dem ist nicht so. Viele Ärzte ermuntern Ihre Patienten sogar dazu.

Vielleicht wollen Sie einen zweiten Rat, weil Sie mit der Vorgehensweise Ihres Chirurgen unzufrieden sind oder weil Sie wissen möchten, ob es noch andere Behandlungsmöglichkeiten gibt. Viele Krankenversicherer bezahlen diese „zweite Meinung".

Wenn Sie also einen anderen Arzt konsultieren möchten, lassen Sie von Ihrem Hausarzt oder Chirurgen Ihre Unterlagen an den zweiten Experten schicken. Dadurch sparen Sie Zeit und müssen nicht Untersuchungen wiederholen. Wenn sich die beiden ärztlichen Aussagen unterscheiden, können Sie sich entweder auf dieser Grundlage entscheiden, oder Sie sprechen noch einmal mit Ihrem ersten Chirurgen, dem Hausarzt oder holen sogar eine dritte Meinung ein.

Denken Sie daran, dass eine zweite Meinung nicht unbedingt die Bessere ist. Aber Sie gibt Ihnen vielleicht mehr Informationen, die Sie für Ihre Entscheidung brauchen.

rem Chirurg sowie Ihrem Anästhesisten, damit Sie sich in dieser Situation sicher fühlen und entspannen können.

Sollten Sie trotzdem Angst vor diesem Moment haben, sprechen Sie mit Ihrem Chirurgen oder anderen Mitgliedern des Operationsteams über Beruhigungsmöglichkeiten – besonders, wenn Sie älter sind. Es kann hilfreich sein zu wissen, dass das Narkoseteam und die Chirurgen … :

■ …Ihren Gesundheitszustand überprüfen und geeignete Maßnahmen für die optimale Vorbereitung Ihres Körpers auf die Operation ergriffen haben.

■ … den Verlauf des Eingriffs auf Ihren Gesundheitszustand abgestimmt haben.

■ … auf eventuell auftretende Komplikationen vorbereitet sind.

Vielleicht haben Sie auch nur einfache Wünsche an die Ärzte:

■ Sie möchten Ihre Brille, Ihr Hörgerät oder Ihr Gebiss solange wie möglich anbehalten und sobald wie möglich nach dem Eingriff wieder haben.

■ Ein Freund oder Familienmitglied soll Sie solange begleiten, bis Sie in den OP gebracht werden. Nach der Operation soll er oder sie sobald wie möglich wieder zu Ihnen gelassen werden.

Äußern Sie vor der Operation Wünsche an das Operationsteam.

Nach der Operation

In Abhängigkeit von der Art des Eingriffs werden Sie wahrscheinlich nach der Operation in einen so genannten Aufwachraum gebracht. Wichtige Lebensfunktionen wie der Blutdruck, die Atmung und Ihr Wohlbefinden werden dort überwacht. Wenn Ihre Narkose abklingt und Ihr Zustand stabil ist, wird man Sie wahrscheinlich in ein normales Krankenzimmer bringen. Wenn Ihre Ärzte der Meinung sind, dass Sie intensiver überwacht und gepflegt werden müssen, werden sie Sie auf eine Intensivstation bringen. Zu Beginn Ihrer Genesung werden Sie sich möglicherweise so fühlen:

■ *Sie frieren* – Verlangen Sie nach einer Decke oder sogar nach einer Heizdecke.

■ *Sie haben einen trockenen, wunden Hals* – Das kann durch die Beatmungsschläuche während des Eingriffs verursacht werden oder durch das Fasten vor der OP.

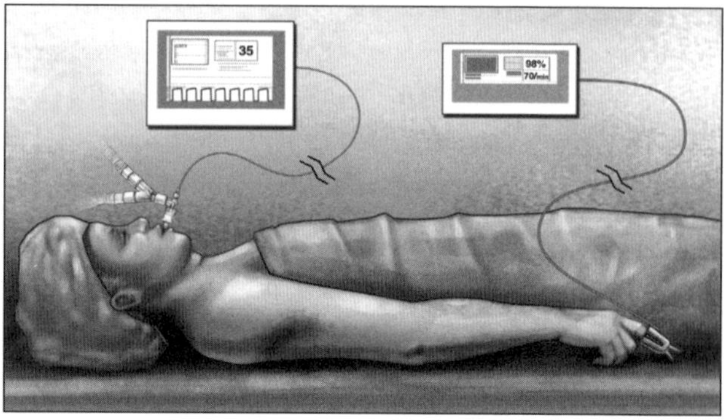

Ein Pulsoximeter ist eine kleine Klemme an Ihrer Fingerkuppe. Sie durchleuchtet Ihren Finger und misst, wie stark das Hämoglobin (roter Blutfarbstoff) mit Sauerstoff gesättigt ist. Diese und andere Geräte erlauben während der Operation eine Überwachung von Herzschlag und anderen Körperfunktionen.

■ *Sie fühlen sich angeschlagen, vergesslich oder befinden sich zu einem bestimmten Grad in einem Durchgangssyndrom* – Dieses Gefühl ist weit verbreitet, besonders dann, wenn Sie eine Vollnarkose hatten. Ein Durchgangssyndrom, das häufig durch Verwirrung, Sprachprobleme, Angstgefühle und Reizbarkeit gekennzeichnet ist, tritt nach Operationen vornehmlich bei älteren Menschen auf.

Zu einem Durchgangssyndrom können beitragen: die Vollnarkose, der Stress der Operation, eine Demenz, Aufenthalt in einer ungewohnten Umgebung, Einnahme vieler verschiedener Medikamente und Schlaflosigkeit. Normalerweise geht das Durchgangssyndrom nach 1 oder 2 Tagen vorüber. Wenn Sie sich deswegen sorgen, sprechen Sie mit Ihrem Chirurgen oder Anästhesisten darüber, wie die möglichen Auslöser eines Durchgangssyndroms bei Ihnen minimiert werden können.

Die Behandlung von Schmerzen und Übelkeit nimmt eine zentrale Rolle der ersten Genesungsphase ein. Die Übelkeit entsteht durch eine Kombination verschiedener Faktoren. Dazu gehören eine gewisse Veranlagung für Übelkeit, die Art der Operation und die Wirkstoffe, die Ihr Anästhesist für die Vollnarkose verwendet hat. Ältere Patienten sind weniger von Übelkeit nach einer Vollnarkose betroffen als jüngere. Wenn Ihnen übel ist, können die Ärzte Ihnen helfen, indem sie Ihre Schmerzen lindern und die Medikamente umstellen. Zusätzlich kann die Übelkeit auch durch Medikamente behandelt werden.

Eines der vorrangigsten Ziele der Ärzte nach der Operation ist es, die Schmerzen der Patienten in den Griff zu bekommen. Die Schmerzen gut unter Kontrolle zu haben, ist nicht nur eine Frage des Wohlbefindens – es wirkt sich auch positiv auf die Genesung und Ihren Gesundheitszustand aus. Wenn die Schmerzen minimiert werden können, senkt das gleichzeitig auch den körperlichen und psychischen Stress.

Das führt wiederum dazu, dass Ihre Herzfrequenz und der Blutdruck normal bleiben. Außerdem erleichtert Ihnen die Schmerzlinderung das Abhusten und das Umhergehen, beides sind wichtige Faktoren für eine schnelle und gesunde Genesung. Ihr Arzt hat folgende Möglichkeiten, Ihre Schmerzen zu lindern:

■ *Injektionen von Lokalanästhetika* – Dabei injiziert der Arzt in der Regel ein Schmerzmittel in die Operationsregion.

■ *Epiduralanästhesie oder regionale Blockaden* – Diese Anästhesietechnik kann auch nach einer Operation eingesetzt werden, um in bestimmten Körperbereichen eine Schmerzlinderung zu erreichen.

■ *Patientenkontrollierte Schmerzmedikation (Analgesie)* – Durch Knopfdruck können die Patienten bei Bedarf selbst bestimmen, wann sie sich eine bestimmte Dosis an Schmerzmedikamenten direkt in ihre Venen applizieren.

Die Schmerzlinderung ist ein wichtiger Faktor für Ihre Genesung.

Die Schmerzpumpe wird vom Krankenhauspersonal so programmiert, dass nur eine bestimmte Höchstdosis pro Zeiteinheit abgegeben wird. Viele Patienten empfinden mit dieser Methode eine bessere Schmerzlinderung und brauchen weniger Schmerzmittel, als wenn sie die Schmerzmittel konventionell nach einem bestimmten Zeitmuster erhalten. Die patientenkontrollierte Schmerzmedikation wird meistens bei stationär behandelten Patienten eingesetzt.

■ *Kontinuierliche Wundinfusion* – Bei dieser Methode wird kontinuierlich eine geringe Dosis an Schmerzmedikamenten in der Operationswunde aus einem Katheter frei gesetzt. Diese Art der Schmerzkontrolle wird häufig bei ambulant durchgeführten Eingriffen verwendet.

■ *Kontinuierliche Nervenblockade* – Hierbei wird ständig eine bestimmte Dosis eines Betäubungsmittels durch einen Katheter an einer Gruppe von Nerven freigesetzt. Dadurch wird das Schmerzgefühl im Operationsgebiet unterdrückt, solange der Katheter liegt. Auch diese Methode findet häufig Einsatz bei ambulanten Operationen.

■ *Opiate* – Diese Wirkstoffe, zu denen auch Morphium, Fentanyl und Codein gehören, sind hoch wirksam bei der

Schmerzreduktion nach Operationen. Opiate können oral verabreicht werden, als Zäpfchen, durch Injektionen in die Blutbahn, in die Haut oder einen Muskel, als Pflaster oder Inhalationsspray.

Wenn Opiate zur Schmerzkontrolle nach einer Operation eingesetzt werden, besteht keine Gefahr, davon süchtig zu werden. Wenn Ihr Bedarf an Betäubungsmitteln gegen die Schmerzen abnimmt, kann Ihr Arzt die Dosis langsam reduzieren, sodass Sie sie letztendlich ohne Entzugserscheinungen absetzen können.

Wann sich Ihr Tagesablauf nach einer Operation wieder normalisiert, hängt von individuellen Faktoren ab.

Und wann kann ich wieder...?

Eine der ersten Fragen, die viele Menschen vor einer bevorstehenden Operation stellen ist: „Wann kann ich wieder meine normalen Alltagsaktivitäten aufnehmen?"

Diese Frage lässt sich nur schwer beantworten. Nur weil Ihr Nachbar bereits 4 Wochen nach seiner Operation wieder den Rasen gemäht hat, heißt das noch lange nicht, dass auch Sie nach der gleichen Zeit wieder Rasen mähen können. Das gilt auch dann, wenn Sie eine vergleichbare Operation wie Ihr Nachbar vor sich haben.

Wann Ihr Arzt Ihnen seine Einwilligung gibt, bestimmte Tätigkeiten wieder aufzunehmen, hängt von einer Reihe von Faktoren ab. Dazu zählen Ihr Gesundheitszustand, die Art und Lokalisation des Eingriffs und die Operationstechnik. Wenn Sie eine Operation vor sich haben, fragen Sie einfach Ihren Operateur, wie lange es wahrscheinlich dauert, bis Sie wieder die unten aufgezählten Aktivitäten aufnehmen können. Tragen Sie die Antworten in die rechte Spalte ein.

Tätigkeit	Zeitraum, nachdem sie wieder aufgenommen werden kann
Autofahren	
Fliegen	
Anheben von ... kg Gewichten	
Baden oder duschen	
Sport treiben	
Geschlechtsverkehr	

Robotergesteuerte Operationen

Bei bestimmten Operationen benutzen die Chirurgen hochentwickelte Roboter. Bei solchen robotergesteuerten Eingriffen arbeiten Roboterarme als endoskopische Operationswerkzeuge. Der Chirurg kann mit Sprachkommandos oder einem Joystick, der dem von Videospielen ähnelt, in einiger Entfernung vom Operationsgeschehen die Arme des Roboters von einem Schaltpult aus steuern.

Der Einsatz von Robotern bietet einige Vorteile. Roboterarme zittern nicht, was selbst die ruhigste menschliche Hand tut. Zudem können Roboter mit winzigen Instrumenten umgehen und das mit einer hohen Genauigkeit in der Bewegung, die die menschliche Hand nicht bieten kann. Diese Vorteile erlauben dem Chirurgen eine extrem feine Kontrolle über die Operationsinstrumente für technisch anspruchsvolle Operationen.

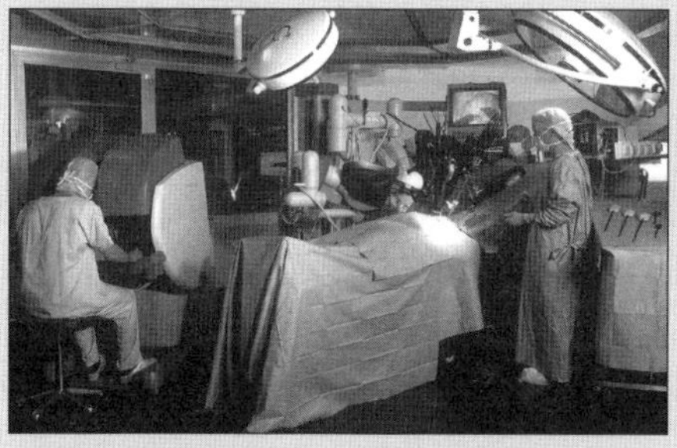

Der Chirurg links benutzt eine Art Joystick an einem Schaltpult, um einen Roboterarm in einiger Entfernung davon am Operationstisch zu bewegen.

Obwohl die Robotertechnologie gute Fortschritte macht, führen robotergestützte Operationen nicht zu besseren Ergebnissen als die herkömmlichen Operationstechniken, die von Menschenhand durchgeführt werden. Denn Roboter haben auch ihre Grenzen. Sie werden häufig nur für bestimmte Abläufe innerhalb einer Operation eingesetzt, wo ihr Einsatz vorteilhaft ist. Die Chirurgen, die solche robotergestützten OP-Techniken verwenden, sind in der Lage, ganz schnell auf herkömmliche Techniken umzustellen, falls der Roboter nicht so arbeitet wie geplant.

Die amerikanische Zulassungsbehörde Food und Drug Administration hat ein Robotersystem für bestimmte Operartionen zugelassen, unter anderem für Bauchoperationen, bestimmte Eingriffe im Brustkorb und die laparoskopische Entfernung der Prostata.

Ärzte sind bei einer robotergestützten Operation jederzeit in der Lage auf herkömmliche Techniken umzustellen.

Nicht-medikamentöse Methoden sollten keinen Ersatz für anderen Maßnahmen der Schmerzlinderung darstellen.

■ *Schmerzmittel, die nicht unter die Betäubungsmittel fallen* – Derartige Wirkstoffe sind Paracetamol und nichtsteroidale entzündungshemmende Schmerzmittel (NSAR) wie Ibuprofen und COX-2-Inhibitoren. Sie können alleine oder kombiniert mit anderen Methoden zur Schmerzlinderung eingesetzt werden.

■ *Nicht medikamentöse Methoden* – Dazu können kalte oder warme Kompressen gehören, Massagen sowie zahlreiche Entspannungstechniken wie beispielsweise die Atemtherapie. Am besten setzen Sie solche Methoden zusätzlich und nicht als Ersatz anderer Maßnahmen zur Schmerzlinderung ein.

Auf dem Wege der Besserung

Je nachdem, was für eine Operation Sie hatten, können in den Tagen darauf folgende Probleme und Therapiemaßnahmen auf Sie zu kommen:

■ *Die Atemwege freimachen* – Abhusten oder eine Atemtherapie können Ihr Risiko für einen Infekt der Atemwege reduzieren.

Schmerztherapie

Wenn Ihre Schmerzen gelindert werden, hilft Ihnen das bei der Genesung. Allerdings ist die postoperative Schmerzbehandlung nicht immer so einfach. Deshalb ist es wichtig, gemeinsam mit Ihrem Arzt vor der Operation einen Therapieplan aufzustellen. Fragen Sie die Mitglieder Ihres Ärzteteams:

■ Welche Art von Schmerzen Sie nach der OP zu erwarten haben.

■ Welche Methode die Ärzte verwenden, um die Stärke der Schmerzen einschätzen zu können. Häufig werden die Patienten gebeten, die Schmerzen nach einer Skala von 1 bis 10 einzustufen.

■ Wen Sie bei Schmerzen ansprechen sollen.

■ Welche Methoden der Schmerzlinderung von den Ärzten möglicherweise eingesetzt werden und welche Erfolge Sie davon zu erwarten haben.

Was müssen Sie nach Ihrer Entlassung beachten?

Bevor Sie nach Ihrer Operation entlassen werden, werden Ihnen die Ärzte wahrscheinlich neben medizinischen Hilfsmitteln auch einige Verhaltensregeln mit auf den Weg geben: über den Umgang mit Schmerzen, welche Medikamente Sie einnehmen sollen, zu Aktiviäten, der Ernährung, der Pflege der Wunde und woran Sie mögliche Komplikationen erkennen können.

Es ist wichtig, dass Sie diese Informationen in schriftlicher Form haben – machen Sie sich notfalls eigene Notizen. Achten Sie darauf, dass Sie alles richtig verstanden haben. Lassen Sie sich einen Ansprechpartner und dessen Telefonnummer geben, den Sie ansprechen können, wenn Sie Fragen haben oder sich sorgen.

Sie sollten auch wissen, wen Sie nachts oder am Wochenende ansprechen können. Da Ihr Verstand nach dem Eingriff eventuell nicht ganz so scharf arbeitet, wäre es hilfreich, wenn Ihnen eine vertraute Person für Fragen oder Notizen zur Seite steht. Missverständnisse können häufig folgende Ursachen haben:

- *Ungenauer zeitlicher Rahmen* – Sie haben genau verstanden, was Sie tun sollen. Aber Ihnen ist unklar, wie lange oder wie häufig Sie die Anweisungen durchführen sollen. So kann Ihnen beispielsweise bei einem Medikament unklar sein, wann Sie es absetzen sollten. Das gilt insbesondere für die Einnahme von mehreren verschiedenen Medikamenten.

- *Unklare Anweisungen* – Bei allgemeinen Ratschlägen fehlen Ihnen eventuell die praktischen Details. Ihr Arzt hat Ihnen zum Beispiel verordnet, 2 Wochen lang Kompressionsstrümpfe zu tragen. Heißt das jetzt, dass Sie die auch nachts oder beim Baden oder Duschen anbehalten müssen? Haken Sie bei allen unklaren Anweisungen nach und klären Sie Ihre Fragen.

- *Nachuntersuchungen* – Fragen Sie nach, wann Sie sich bei Ihrem Chirurgen oder Hausarzt zur Nachuntersuchung melden sollten.

Machen Sie sich während des Entlassungsgespräches Notizen um Missverständnisse zu vermeiden.

■ *Verhindern von Blutgerinnselbildung in den Beinvenen (tiefe Beinvenenthrombose)* – Wenn Sie sich bewegen oder Kompressionsstrümpfe tragen, wird der Blutfluss durch Ihren Körper gefördert. Unter gewissen Umständen verordnen die Ärzte nach einer OP blutverdünnende Medikamente wie Heparin.

■ *Mit Verdauungsproblemen fertig werden* – Wenn Sie Verdauungsprobleme haben, kann es Ihnen helfen, wenn Sie genügend Flüssigkeit aufnehmen (gegebenenfalls über Infusionen), aufstehen und herumgehen und, wenn der behandelnde Arzt es für nötig hält, Abführmittel oder faserhaltige Lebensmittelzusätze einnehmen.

Viele Patienten empfinden es als große Erleichterung, wenn Sie wieder in Ihrer gewohnten Umgebung zu Hause sind. Wahrscheinlich werden Sie aber auch dann noch etwas beeinträchtigt sein durch Schmerzen, Müdigkeit, eine eingeschränkte Bewegungsfähigkeit und das Gefühl, nicht ganz klar im Kopf zu sein.

Bedenken Sie, dass Sie nach Ihrem Krankenhausaufenthalt eventuell Hilfe von anderen benötigen.

Eventuell brauchen Sie für ein paar Tage die Hilfe eines Freundes oder Familienmitgliedes. Vielleicht bedürfen Sie auch der Versorgung durch einen Pflegedienst oder müssen einige Zeit in einer Pflegeeinrichtung verbringen.

In den meisten Krankenhäusern gibt es Sozialarbeiter, die Ihnen beim Übergang vom Krankenhaus nach Hause helfen. Obwohl Sie wahrscheinlich schon im Krankenhaus professionelle Rehabilitationsmaßnahmen erhalten haben, wird Ihr Arzt Ihnen für die weitere Rehabilitation möglicherweise folgende Maßnahmen verordnen:

■ *Physiotherapie* – Ein Physiotherapeut kann eine spezielle Serie von Übungen für Sie zusammenstellen, die Ihnen dabei helfen, die Muskeln wieder aufzubauen, mobil zu werden und wieder Ihre volle Koordinationsfähigkeit und Ihr Durchstehvermögen zu erlangen.

■ *Beschäftigungstherapie* – Beschäftigungstherapeuten analysieren Ihre Gesundheit, Ihre Fähigkeiten und Ihre Umgebung genau, um Ihnen dabei zu helfen, Hindernisse zu überwinden, die Sie davon abhalten, auf sich selbst zu achten, zu arbeiten oder sich bei Freizeitaktivitäten zu engagieren.

Die Ziele der Rehabilitationstherapie können in Abhängigkeit Ihres Gesundheitszustandes sehr unterschiedlich sein. Dennoch sollten Sie, was auch immer das Ziel ist, daran denken, dass die Genesung nach einer OP bei älteren Menschen häufig länger dauert als bei jüngeren. Zudem kann die Rehabilitation langsam verlaufen und frustrierend für die Betroffenen sein, wenn Sie sich für zufriedenstellende Fortschritte über Wochen oder Monate intensiv anstrengen müssen.

Die Genesung dauert bei älteren Menschen häufig länger als bei jüngeren.

Selbst wenn Sie Schwierigkeiten haben, können Sie sich mit dem Gedanken trösten, dass Sie – wenn auch langsam – wieder die Kontrolle über Ihre Gesundheit und Ihr Leben erlangen. ❒

Was Sie beim nächsten Mal Ihren Arzt fragen wollen:

Inhaltsverzeichnis – Herzinsuffizienz

Herzinsuffizienz

Wie Sie mit einem schwachen Herz besser und länger leben

Der Begriff „Herzinsuffizienz", manchmal auch als „Herzschwäche" bezeichnet, klingt erschreckend. Wenn Sie erfahren, dass bei Ihnen eine Herzinsuffizienz oder ein entsprechendes Risiko festgestellt wurde, befürchten Sie vielleicht einen baldigen Herzstillstand. Doch Herzinsuffizienz bedeutet zunächst, dass Ihr Herz nicht so gut arbeitet, wie es sollte. Der Herzmuskel ist geschwächt und kann nicht so viel sauerstoffreiches Blut in Ihren Körper pumpen, wie dieser braucht. Falls Sie immer noch besorgt sind, ist das verständlich. Vielleicht beruhigt es Sie aber, dass sich bei richtiger Behandlung sowohl die Symptome als auch die Herzfunktion verbessern und Sie deshalb ein relativ normales Leben führen können.

Niemand möchte hören, dass sein Herz zu schwach ist. Laut Kompetenznetz „Herzinsuffizienz" sind in Deutschland etwa 1,3 Millionen Menschen von dieser Diagnose betroffen – mit steigender Tendenz. Herzinsuffizienz ist eine schwer wiegende Krankheit und bei Menschen über 65 Jahren einer der Hauptgründe für die Einlieferung ins Krankenhaus. Herz-Kreislauf-Erkrankungen sind mit 48% die mit Abstand häufigste Todesursache.

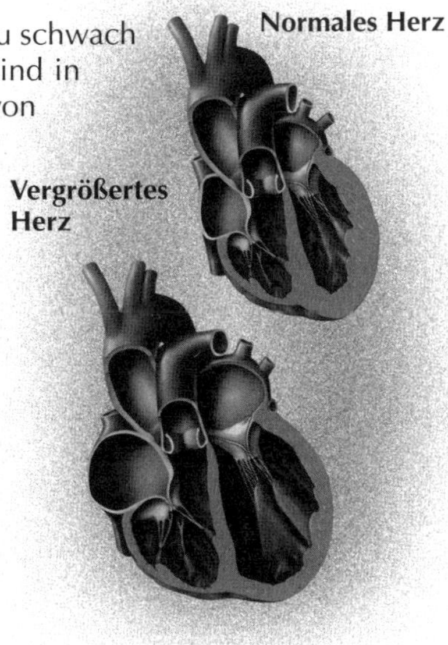

Zur Herzinsuffizienz kommt es, wenn eine der beiden Kammern nicht mehr die Blutmenge bewältigen kann, die das Herz durchströmt. Zuerst versucht das Herz, die verlorene Pumpleistung durch eine Vergrößerung und mehr Muskelmasse auszugleichen, damit es wieder mehr Blut in den Kreislauf pumpen kann.

In den letzten Jahren haben die Mediziner große Fortschritte bei der Behandlung der Herzinsuffizienz gemacht. Wesentliche Impulse dazu kamen von den Ärzten der Mayo Clinic. Die Abteilung „Herzinsuffizienz" an der Mayo Clinic gehört zu den größten und erfahrensten in den USA. Neben der Erforschung neuer Behandlungsmethoden arbeiten die Wissenschaftler der Mayo Clinic an Tests zur Früherkennung der Herzinsuffizienz, damit die Behandlung noch erfolgreicher werden kann.

Wenn bei Ihnen Herzinsuffizienz oder ein Risiko dafür festgestellt worden ist,

Medikamente und eine Änderung Ihrer Lebensgewohnheiten sind grundlegend für die Behandlung einer Herzinsuffizienz.

müssen Sie eng mit Ihrem Arzt zusammenarbeiten. Nur so können Sie einen Behandlungsplan entwickeln, der an die Schwere Ihrer Erkrankung und gleichzeitig auch an Ihre Bedürfnisse angepasst ist. Die beiden Säulen der Therapie sind Medikamente und eine Änderung der Lebensgewohnheiten. Wenn Ihre Erkrankung weiter fortgeschritten ist, kann eine Operation oder die Implantation eines speziellen medizinischen Gerätes unter Umständen sinnvoll sein, um Ihre Herzfunktion zu stärken.

Der beste Umgang mit Herzinsuffizienz besteht in Selbstdisziplin, Wachsamkeit dem eigenen Körper gegenüber und der sorgfältigen Befolgung der ärztlichen Anweisungen. Wenn Sie eine Herzinsuffizienz vermeiden möchten, gelten dieselben Regeln.

Wenn Ihr Herz nicht mehr mithalten kann

Das Leben mit einer Herzinsuffizienz ist meist einfacher, wenn Sie verstehen, was in Ihrem Herzen passiert und wie das den restlichen Körper beeinflusst.

Ihr Herz besteht aus 2 Hälften (rechts und links). Jede Hälfte gliedert sich in einen Vorhof (Atrium) und eine Kammer (Ventrikel). Die Vorhöfe nehmen das Blut aus den Venen auf und pumpen es in die Kammern, die es weiter in die Lungen und den restlichen Körper pumpen.

Zur Herzinsuffizienz kommt es, wenn eine der beiden Kammern nicht mehr die Blutmenge bewältigen kann, die das Herz durchströmt. Meist betrifft die Herzinsuffizienz die linke Kammer (linker Ventrikel). Letztere ist für die meiste Pumparbeit verantwortlich, sodass dieser Teil des Herzens besonders

Eine Volkskrankheit?

Die Zahl der Patienten mit Herzinsuffizienz steigt aus 2 Gründen weiter an: Einerseits werden die Menschen immer älter, wobei sich das Risiko für Herzinsuffizienz mit zunehmendem Alter erhöht. Andererseits überleben immer mehr Menschen einen Herzinfarkt oder andere Herzkrankheiten, die ein geschwächtes Herz zurücklassen.

Zwar sind Männer 1,5mal häufiger von einer Herzinsuffizienz betroffen als Frauen. Doch in absoluten Zahlen trifft es mehr Frauen, da sie älter als Männer werden und eine Herzinsuffizienz im Alter häufiger auftritt.

kräftig und unentbehrlich für die normale Herzfunktion ist. Schäden am linken Ventrikel können 1 bis 2 Probleme oder deren Kombination hervorrufen:

- Der Ventrikel kann nicht normal kontrahieren, sodass er nicht genügend Kraft erzeugen kann, um eine ausreichend große Blutmenge in den Körperkreislauf zu pumpen.
- Der Ventrikel kann nicht normal entspannen, weil die Herzmuskeln versteift sind. Dadurch kann die Hauptkammer zwischen den Kontraktionen nicht richtig mit Blut gefüllt werden.

Dieser Unterschied ist wichtig, weil er einen jeweils anderen Therapieansatz erfordern kann.

Die rechte Herzseite kann davon unabhängig von einer Herzinsuffizienz betroffen sein, oder sie wird auf Grund der Schwächung der linken Hälfte in Mitleidenschaft gezogen. Meist folgt auf eine Schwäche der linken Hälfte eine Ausweitung der Krankheit auf die rechte Hälfte.

Das Herz lässt allmählich nach

Herzinsuffizienz kann schnell und ohne Vorwarnung auftreten (akute Herzinsuffizienz), oder sie entwickelt sich allmählich (chronische Herzinsuffizienz). Akute Herzinsuffizienz ist ein Notfall. Sie tritt auf, wenn Ihre Herzfunktion plötzlich beeinträchtigt wird, wie nach einem Herzinfarkt, einer Virusinfektion des Herzmuskels oder einem Blutgerinnsel in der Lunge (Lungenembolie).

Ist die linke Herzseite betroffen, kann die Krankheit auf die rechte Seite übergreifen.

Hören Sie auf die Signale Ihres Körpers

Veränderte Blutdruckwerte oder eine Änderung bestimmter Bestandteile des Blutes gehen meist einer Verschlechterung der Herzfunktion voran.

Wissenschaftler entwickeln winzige, implantierbare Mikrochips, die solche Änderungen messen und aufzeichnen können. Die Sensoren haben etwa die Größe eines kleinen Geldstücks und können entweder alleine oder mit einem kleinen Gerät (z. B. einem Herzschrittmacher) implantiert werden. Sie warnen den Menschen, sobald sich Herzprobleme andeuten, damit die Ärzte diese frühzeitig behandeln können. Diese Mikrochips werden derzeit in Deutschland routinemäßig nicht eingesetzt, da sie sich noch im Entwicklungsstadium befinden.

Überwiegend handelt es sich bei Herzinsuffizienz jedoch um eine chronische Erkrankung. Diese entwickelt sich meist über Monate oder Jahre, und die Symptome verschlimmern sich mit der Zeit. Zum Zeitpunkt der Diagnose hat das Herz vermutlich schon über längere Zeit an Pumpleistung verloren.

Zuerst versucht das Herz die verlorene Pumpleistung durch eine Vergrößerung und mehr Muskelmasse auszugleichen, damit es wieder mehr Blut in den Kreislauf drücken kann. Aus dem gleichen Grund beginnt das Herz auch schneller zu schlagen. Wenn das Herz aber einen Punkt erreicht, an dem der Ausgleich nicht mehr gelingt, kommt es zu Erschöpfung und Atemnot. Zunächst mögen diese Symptome vielleicht nur bei Belastung wie beim Treppensteigen auftreten. Mit fortschreitender Krankheit tauchen beide Symptome jedoch auch bei geringfügigen Aktivitäten auf – sogar beim Ruhen.

Erschöpfung und Atemnot tritt ein, wenn es dem Herzen nicht mehr gelingt die verringerte Pumpleistung auszugleichen.

Es ist normal, dass Ihr Herz im Alter etwas von seiner Leistungsfähigkeit verliert, aber trotzdem ist das Alter nicht für die Herzinsuffizienz verantwortlich. Tritt diese Krankheit bei Ihnen auf, so sind – oder waren – Sie vielleicht von folgenden Faktoren betroffen:

■ *Koronare Herzkrankheit (KHK)* – Das ist die häufigste Form der Herzkrankheit und die häufigste Ursache für Herzinsuffizienz. Im Laufe der Jahre können sich die Arterien, die Ihr Herz versorgen (Koronararterien), durch Fettablagerungen (Plaques) verengen. Diesen Vorgang nennt man Arteriosklerose. In verengten Gefäßen fließt das Blut langsamer, sodass einige Herzregionen zu wenig Sauerstoff erhalten. Diese Regionen können geschwächt werden und pumpen deshalb weniger stark. Wird dieser Zustand in einem frühen Stadium behandelt, kann die Herzinsuffizienz verbessert oder sogar geheilt werden.

■ *Vorangegangener Herzinfarkt* – Zum Herzinfarkt kommt es, wenn ein Stück der Plaques von der Gefäßwand abbricht und die Bildung eines Blutgerinnsels auslöst, das die Blutversorgung des Herzmuskels blockiert. Wird dieser Zustand nicht innerhalb weniger Stunden behandelt, kann ein Herzinfarkt zum Absterben der betroffenen Herzregion führen. Dadurch muss der verbliebene gesunde Muskel umso schwerer arbeiten.

■ *Bluthochdruck* – Bluthochdruck entsteht durch das Pumpen des Blutes. Mit der Zeit kann sich der Herzmuskel verdicken, um die Zusatzbelastung durch den erhöhten Blutdruck auszugleichen. Nach und nach kann Ihr Herz zu schwach oder zu steif werden, um wirksam zu arbeiten, woraus eine Herzinsuffizienz entsteht. Bluthochdruck in den Lungengefäßen

Bluthochdruck kann mit der Zeit zu einer Herzinsuffizienz führen.

Vermeiden Sie Kochsalz

Vielleicht glauben Sie, dass es genügt, den Salzstreuer vom Esstisch zu verbannen, um weniger Natrium zu konsumieren. Das ist ein guter Anfang, aber noch nicht ausreichend.

Die Hauptmenge an Natrium, die die Deutschen zu sich nehmen, stammt aus Knabbereien, weiterverarbeiteten Nahrungsmitteln und Fertiggerichten. Um auch diesen Natriumquellen auszuweichen, sollten Sie folgende Produkte begrenzen oder sogar meiden:

- Tüten- oder Dosensuppen
- Fertigfleischwaren wie Würstchen
- Fertiggerichte
- Gewürzmischungen, Soja- und Worcestershire-Saucen
- Knabbereien wie Chips und gesalzene Erdnüsse
- Dosenfleisch und -fisch
- Schinken, Speck und Wurst

Wenn Sie weiterverarbeitete Nahrungsmittel kaufen, halten Sie nach dem Zusatz „ungesalzen“, „natriumarm“ oder „natriumfrei“ Ausschau. Bedenken Sie aber, dass selbst natriumarme Produkte immer noch eine bedeutende Salzmenge enthalten können.

Seien Sie vorsichtig mit Salzersatz. Einige Salzersatzsorten enthalten eine Mischung aus Salz und anderen Bestandteilen. Um den bekannten salzigen Eindruck auf der Zunge zu erhalten, benutzen Sie vielleicht zu viel, sodass Ihre Natriumeinnahme immer noch maximal ausfällt. Viele Salzersatzsorten enthalten außerdem Kaliumchlorid. Zu viel Kalium kann gefährlich sein, wenn Sie Nierenprobleme haben oder bestimmte Medikamente gegen Herzinsuffizienz nehmen müssen.

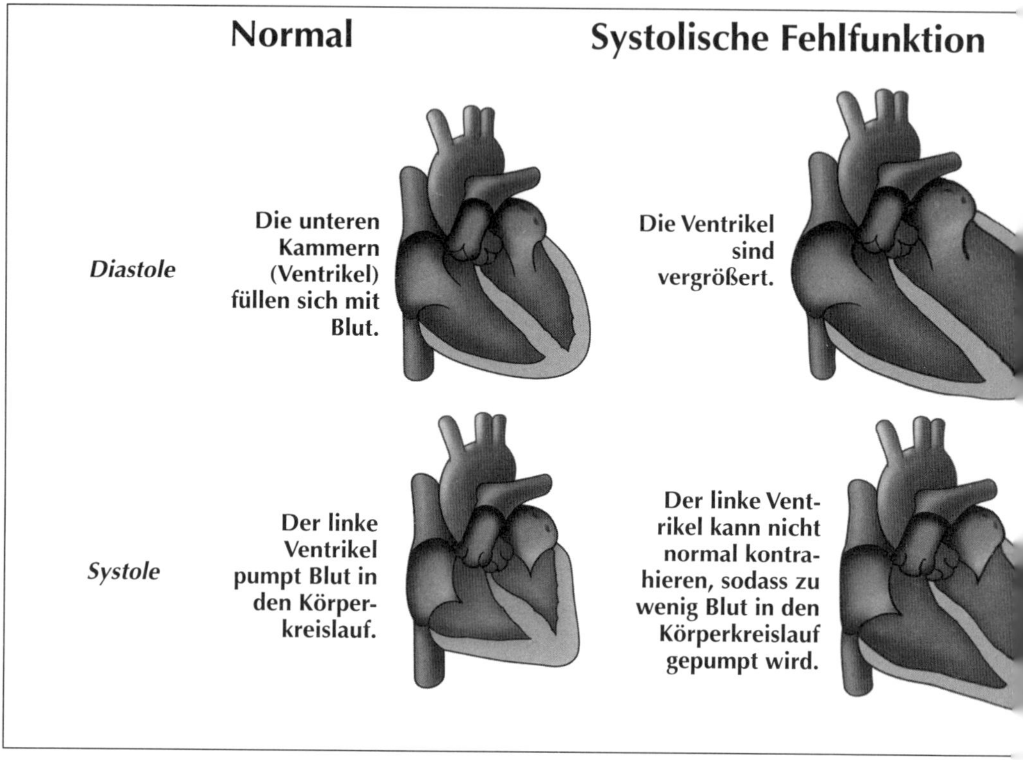

(Pulmonarer Hochdruck) ist eine gesonderte Erkrankung, die zu Herzinsuffizienz führen kann.

■ *Diabetes* – Wie Bluthochdruck erhöht auch Diabetes das Risiko für Herzinsuffizienz. Menschen mit Typ-2-Diabetes (früher als nicht-insulin-abhängiger Diabetes bekannt) tendieren zu Übergewicht und weisen oft Bluthochdruck oder hohe Cholesterinspiegel auf.

■ *Fehlerhafte Herzklappen* – Eine defekte Herzklappe zwingt Ihr Herz zu Mehrarbeit, um das Blut in die richtige Richtung zu treiben. Das kann Ihr Herz schwächen, falls die fehlerhafte Herzklappe nicht rechtzeitig entdeckt und der Fehler korrigiert wird. Ein Echokardiogramm hilft auch bei der Unterscheidung zwischen den beiden Hauptarten der Krankheit: Systolische Herzinsuffizienz und solche mit normaler Auswurfrate, manchmal auch als diastolische Herzinsuffizienz bezeichnet.

ıstolische Fehlfunktion

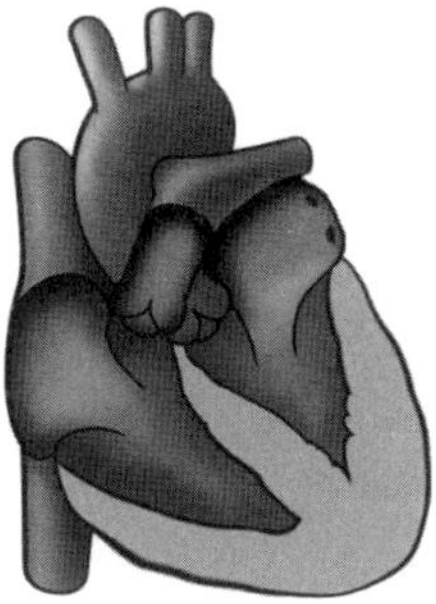

Die Ventrikel sind verdickt und können sich nicht richtig mit Blut füllen.

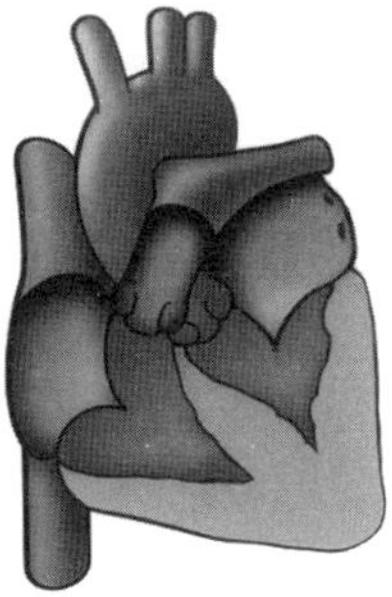

ɪer linke Ventrikel kann immer noch genügend Blut in den Körperkreislauf ɪmpen, solange sich der Körper Ruhe befindet.

■ *Kardiomyopathie* – Eine Kardiomyopathie bezieht sich auf einen Herzmuskelschaden, der durch verschiedene Faktoren verursacht worden sein kann: Infektion, Alkoholismus, Giftwirkung bestimmter Medikamente, Schwangerschaft oder eine abnorme Ansammlung bestimmter Substanzen im Blut (Amyloidosis). Diese Art von Schäden kann ebenfalls zu einer Herzinsuffizienz führen.

■ *Myocarditis* – Damit ist eine Herzmuskelentzündung gemeint. Sie kann entweder durch einen Virus oder eine Autoimmunkrankheit ausgelöst werden und kann eine Herzinsuffizienz nach sich ziehen.

■ *Abnorme Herzrhythmen (Arrhythmien)* – Wenn Ihr Herz zu schnell schlägt, kann das eine Zusatzbelastung darstellen, die zu einer Herzinsuffizienz führt.

■ *Angeborene Herzfehler* – Wenn Ihr Herz und seine Kammern von Geburt an nicht richtig entwickelt sind, müssen die gesunden Teile den Herzfehler eventuell durch härtere Arbeit kompensieren. Strukturelle Herzdefekte, also angeborene Probleme, wie Löcher in den Kammerwänden oder abnorme Herzklappen, können bestimmte Herzkrankheiten hervorrufen, zu denen auch die Herzinsuffizienz zählt.

■ *Bestimmte Stoffwechselkrankheiten* – Störungen wie eine überaktive Schilddrüse (Hyperthyroidismus) können eine Herzinsuffizienz nach sich ziehen. Deshalb löst eine Behandlung der Schilddrüse typischerweise das Herzproblem.

Die Auswurfrate eines gesunden Herzens liegt bei 55% bis 75%, bei Herzinsuffizienz bis unter 40%.

Die Diagnose Herzinsuffizienz wird gestellt

Die Feststellung der Herzinsuffizienz erfordert im Allgemeinen eine körperliche Untersuchung, die Erhebung der Krankengeschichte sowie einige Tests zur Leistungsfähigkeit des Herzens. Falls das Herz nicht so gut arbeiten sollte wie nötig, werden weitere Untersuchungen durchgeführt. Ihr Arzt schlägt in der Regel folgende Methoden vor:

■ *Röntgenaufnahme des Brustkorbes* – Röntgenbilder helfen Ihrem Arzt bei der Beurteilung von Herz und Lunge. Bei einer Herzinsuffizienz können Ihr Herz vergrößert und Flüssigkeitsansammlungen in den Lungen sichtbar sein.

■ *Elektrokardiogramm (EKG)* – Mithilfe des EKG misst Ihr Arzt die elektrische Aktivität Ihres Herzens. Damit kann er Herzrhythmusstörungen oder die Folgen eines Herzinfarkts aufspüren, die zu einer Herzinsuffizienz führen können.

■ *Echokardiogramm* – Diese Methode verwendet Ultraschallwellen, um ein Videobild Ihres Herzens zu erzeugen. Ihr Arzt kann so beurteilen, wie gut die Pumpleistung Ihres Herzens ist. Der Anteil des Blutes, den der linke Ventrikel bei jedem Schlag in die Körperarterie (Aorta) pumpt, nennt sich Auswurfrate. Dieser Anteil kann durch ein Echokardiogramm oder andere Bild gebendene Verfahren gemessen werden. Bei einem gesunden Herz beträgt die Auswurfrate normalerweise 55% bis 75%. Bei jedem Herzschlag werden also 55% bis 75% des Blutvolumens des Ventrikels in die Aorta gepumpt. Bei Herzinsuffizienz kann dieser Anteil auf unter 40% sinken. Ein Echokardiogramm hilft auch bei der Unterscheidung zwischen den beiden Hauptarten der Krankheit – systolische Herzinsuffizienz und solche mit normaler Auswurfrate, manchmal auch diastolische Herzinsuffizienz genannt.

■ *Herzkatheter-Untersuchung* – Bei dieser Untersuchung wird ein dünner Schlauch (Katheter) in ein Blutgefäß eingeführt und bis zu den Koronararterien gelenkt. Ein Kontrastmittel, das über den Katheter in die Herzgefäße abgegeben wird, macht diese auf dem Röntgenschirm sichtbar. Diese Untersuchung hilft bei der Identifizierung von Gefäßverengungen im Herzen, die eventuell zu einer Herzinsuffizienz beitragen. Die Untersuchung beinhaltet auch eine Messung der Ventrikelkraft sowie eine Beurteilung der Herzklappen. Biopsien des Herzmuskelgewebes sind ebenfalls über einen Herzkatheter möglich.

■ *Nuklearmedizinische Tests* – Verfahren wie die Radionuklid-Ventrikulografie oder das Multiple Gated Acquisition (MUGA) Scanning geben Ihrem Arzt Aufschluss darüber, wie viel Blut Ihr Herz pumpt.

■ *Blutuntersuchungen* – Ihr Arzt kann Ihr Blut auf Substanzen testen lassen, die wichtig für die Herzfunktion sind (z. B. Natrium und Kalium), oder er lässt nach Indikatoren für andere Krankheiten suchen, die die Herzfunktion beeinträchtigen können. Außerdem kann Ihr Arzt das Blut auf Substanzen prüfen lassen, die typischerweise bei einer Herzinsuffizienz auftreten, wie das Hormon namens Brain Natriuretric Peptide (BNP). BNP wird in hohen Konzentrationen vom Herzen abgegeben, wenn es überlastet ist. Der BNP-Bluttest kann bei der Diagnose der Herzinsuffizienz im Frühstadium helfen. Bei akuter Herzinsuffizienz kann Ihr Arzt auch nach Substanzen suchen lassen, die auf einen kürzlich vorgefallenen Herzinfarkt hinweisen.

Bei einer Herzinsuffizienz können in Ihrem Blut bestimmte Substanzen nachgewiesen werden.

Medikamente und veränderte Lebensgewohnheiten reichen als Therapie meist aus

Mit der Behandlung kann ein geschwächtes Herz wieder kräftiger werden, sodass sich die Symptome der Herzinsuffizi-

Wie schwer ist die Erkrankung?

Ärzte klassifizieren Herzinsuffizienz meist nach einer von 2 Skalen:

■ *New York Heart Association Scale (NYHA)* – Diese Skala enthält 4 Kategorien. Stadium 1 steht für die mildeste Form und bedeutet, dass Sie sich bei normalen Aktivitäten nicht erschöpft fühlen. Stadium 4 der Herzinsuffizienz ist die schwerste Form und bedeutet, dass Sie selbst in Ruhe unter Atemnot leiden.

■ *American College of Cardiology Scale* – Dieses neuere Klassifikationssystem verwendet die Buchstaben A - D. Dieses System beinhaltet eine Kategorie für Menschen, die das Risiko für die Ausbildung der Herzinsuffizienz tragen. Eine Person mit verschiedenen Risikofaktoren – auch ohne Ausprägung von Symptomen – gehört zum Stadium A. Stadium D repräsentiert die schwerste Krankheitsform.

enz verbessern können. Manchmal können die Ärzte die Herzinsuffizienz sogar heilen, indem sie die zu Grunde liegende Erkrankung behandeln, wie bei der Reparatur einer fehlerhaften Herzklappe oder dem Öffnen einer blockierten Arterie. Für die meisten Menschen umfasst die Therapie aber nur eine ausgewogene Mischung zwischen Medikamenten und veränderten Lebensgewohnheiten.

Studien betonen die individuelle Behandlung einer Herzinsuffizienz.

Ist Herzinsuffizienz vererbbar?

Beeinflussen Ihre Gene das Risiko für Herzinsuffizienz oder wie gut Sie auf eine Behandlung ansprechen? Studien scheinen das zu bestätigen.

Mögliche Zusammenhänge zwischen Erbgut und Herzinsuffizienz werden auf verschiedenen Ebenen erforscht, darunter:

- *Empfänglichkeit* – Die Forschung hat Hinweise dafür gefunden, dass bestimmte genetische Abweichungen (Mutationen) manche Menschen besonders empfänglich für Herzinsuffizienz machen, weil sie ein abnormes Protein erzeugen, das die Stresssignale des Körpers nicht erkennt. Deshalb kann das veränderte Protein keine Änderungen im Herzgewebe auslösen, die normalerweise zur Stressbewältigung erforderlich wären. So kann das Herz dieser Personen empfindlicher für Belastungen werden.

- *Schwere der Erkrankung* – Einige Fälle von Herzinsuffizienz sind die Folge einer Entzündungsreaktion – z. B. bei Virusinfektionen –, die das Immunsystem zum Angriff auf das Herzgewebe veranlassen. Im Einzelfall kann sich das Herz von so einer Erkrankung wieder erholen, aber andere bleiben dauerhaft geschädigt. Wissenschaftler untersuchen, ob bestimmte Gene die Chancen für eine Heilung erhöhen.

- *Individuelle Wirksamkeit von Medikamenten* – Einige Menschen mit Herzinsuffizienz verfügen über genetische Varianten, die ihre Reaktion auf bestimmte Medikamente beeinflussen. So können bestimmte Herzmedikamente wie Beta-Blocker bei manchen Menschen eine positive Antwort hervorrufen, bei anderen aber gar keine. Studien betonen die Notwendigkeit einer individualisierten Behandlung – im Gegensatz zu Pauschalansätzen für jede Herzinsuffizienz.

Das Ziel der Behandlung besteht in der Entlastung des Herzmuskels, der Kontrolle des Natrium- und Wasserhaushalts und der Verbesserung der Herzfunktion. Medikamente können in allen Bereichen helfen. Deshalb nehmen Menschen mit Herzinsuffizienz häufig mehr als ein Medikament ein.

Wirkstoffe namens Betablocker und Angiotensin-Convertierendes-Enzym (ACE)-Hemmer sind beide wichtige Therapiebestandteile, aber die wissenschaftlichen Daten sprechen für eine größere Wirksamkeit der Betablocker. Diese steigern die Auswurfrate mehr als andere Medikamente und verbessern die Überlebensrate um etwa 30%.

Beide Wirkstofftypen reduzieren die Belastung des Herzens und können Patienten mit Herzinsuffizienz zu einem besseren und längeren Leben verhelfen. Eine verbreitete Nebenwirkung der ACE-Hemmer ist chronischer Husten. Angiotensin-II-Rezeptor-Blocker zeigen viele derselben positiven Wirkungen der ACE-Inhibitoren, provozieren aber seltener einen chronischen Husten.

Andere häufig verschriebene Medikamente bei Herzinsuffizienz senken den Blutdruck, steigern die Kontraktionskraft des Herzmuskels und verhindern, dass sich Flüssigkeit im Körper ansammelt (siehe Kasten „Welche Funktion die Medikamente haben", Seite 147). Weiterhin kann Ihr Arzt Ihnen Wirkstoffe gegen Brustschmerzen, hohe Cholesterinwerte und Blutgerinnsel verschreiben.

Die Anpassung Ihrer Lebensgewohnheiten ist entscheidend für Ihren Krankheitsverlauf.

Neben den Medikamenten kann eine Anpassung der Lebensgewohnheiten die Symptome verbessern und das Fortschreiten der Krankheit aufhalten. Bei Menschen mit leichten bis mittelschweren Symptomen ist ein relativ normales Leben möglich, wenn man sich von ungesunden Gewohnheiten trennt und sich gesunde Verhaltensweisen angewöhnt. Das gilt besonders für Folgendes:

- *Hören Sie auf zu rauchen* – Rauchen schädigt Ihre Gefäße, setzt den Sauerstoffgehalt im Blut herab und lässt Ihr Herz schneller schlagen.

- *Begrenzen Sie die Natriumeinnahme* – Natrium ist ein Bestandteil von Kochsalz. Zu viel Natrium trägt zu Flüssigkeitsansammlungen bei, sodass Ihr Herz schwerer arbeiten muss. Für Menschen mit Herzinsuffizienz beträgt die empfohlene Tagesdosis an Natrium nicht mehr als 2.000 Milligramm (entspricht maximal 4 Gramm Kochsalz).

■ *Kontrollieren Sie Ihre Flüssigkeitsaufnahme* – Wenn Ihr Körper Wasser zurückhält, kann Ihnen Ihr Arzt raten, weniger zu trinken. Besprechen Sie mit Ihrem Arzt, wie viel Sie trinken dürfen. Eine häufige Empfehlung lautet: Nicht mehr als 1 Liter Flüssigkeit am Tag.

■ *Limitieren oder vermeiden Sie Alkohol* – Wenn Sie an Herzinsuffizienz leiden, kann es – im Gegensatz zu anderen Herzkrankheiten – wichtig sein, dem Alkohol zu entsagen. Alkohol kann den Herzmuskel direkt schwächen und das Risiko für abnorme Herzrhythmen erhöhen.

■ *Reduzieren Sie Fett und Cholesterin in Ihrem Essen* – Fett- und cholesterinreiche Speisen sind ein Risikofaktor für die Koronare Herzkrankheit, die häufig zur Herzinsuffizienz beiträgt.

■ *Treiben Sie Sport* – Viele Menschen mit Herzinsuffizienz glauben, dass Sport ihnen schaden würde. Tatsächlich kann aber mäßige körperliche Aktivität die Symptome verbessern. Sport hilft bei der Stärkung des restlichen Körpers, sodass das Herz langfristig weniger stark gefordert wird. Bevor Sie mit Ihrem Training beginnen, sollten Sie mit Ihrem Arzt aber über Ihr Programm sprechen.

Durch mäßigen Sport können Sie Ihre Symptome verringern.

■ *Entspannen Sie sich und reduzieren Sie Stress* – Wenn Sie ängstlich oder aufgeregt sind, schlägt Ihr Herz schneller. Dadurch kann sich die Herzinsuffizienz verschlechtern, da es bereits in Ruhe kaum den Bedarf decken kann. Finden Sie einen Weg zur Beruhigung. Versuchen Sie es mit Entspannungstechniken wie Meditation oder autogenem Training. Helfen Sie Ihrem Herz, indem Sie sich hinsetzen und Ihre Füße ein paar Mal am Tag hoch legen.

■ *Wiegen Sie sich täglich* – Tun Sie das jeden Morgen, nachdem Sie auf Toilette waren, aber vor dem Frühstück. Informieren Sie Ihren Arzt, falls Sie 3 Pfund oder mehr an einem Tag zugenommen haben, oder falls es über kurze Zeit einen Aufwärtstrend gibt. Die Gewichtszunahme kann bedeuten, dass Sie Flüssigkeit im Körper ansammeln und dass der Behandlungsplan angepasst werden muss.

Wie schwere Herzinsuffizienz behandelt wird

Wenn die Herzinsuffizienz weiter fortgeschritten ist, können Medikamente und veränderte Lebensgewohnheiten vielleicht nicht mehr ausreichen, um die Symptome zu kontrollieren und eine Verschlimmerung zu unterbinden. Liegt ein schwerer Herzschaden vor, kann Ihr Arzt auch zu einem chirurgischen Eingriff raten. Je nach den Umständen der Krankheit kann dazu der Anschluss Ihres Herzens an ein medizinisches Gerät gehören, das die Arbeit Ihres Pumporgans unterstützt. Folgende Geräte können dabei eingesetzt werden:

Krankheit mit vielen Namen

Es gibt viele Synonyme für Herzinsuffizienz:

■ *Kongestive Herzinsuffizienz* – Die häufigste Form der Herzinsuffizienz ist durch eine Flüssigkeitsansammlung (Kongestion oder Ödem) in Lunge, Leber, Bauch, Bein und Fuß gekennzeichnet. Da viele Patienten bei guter Behandlung keine dieser Symptome aufweisen, wird dieser Begriff nicht mehr so häufig verwendet wie früher.

■ *Linksherzinsuffizienz* – Dabei versagt die linke Hauptkammer.

■ *Rechtsherzinsuffizienz* – Hier ist die rechte Hauptkammer betroffen.

■ *Systolische Herzinsuffizienz* – Sie folgt aus der verringerten Kontraktionsfähigkeit des linken Ventrikels.

■ *Herzinsuffizienz mit erhaltener Auswurfrate* – Dazu kommt es, wenn der linke Ventrikel sich nicht mehr normal entspannen kann. Eine neuere Studie der Mayo Clinic deutet darauf hin, dass mehr als die Hälfte aller Fälle von Herzinsuffizienz dieser Form zuzurechnen ist. Manchmal spricht man auch von Diastolischer Herzinsuffizienz oder Fehlfunktion.

■ *Kardiomyopathie* – Dieser Begriff beschreibt einen vergrößerten, verdickten oder versteiften Herzmuskel – oder eine Kombination dieser Eigenschaften. Alle führen häufig zur Herzinsuffizienz.

■ *Ischämische Kardiomyopathie* – Das sind Herzmuskelschäden, die auf eine Koronare Herzkrankheit oder einen Herzinfarkt zurückgehen.

■ *Nicht-ischämische Kardiomyopathie* – Hiermit sind Herzmuskelschäden gemeint, die durch andere Störungen außer Koronarer Herzkrankheit oder Herzinfarkt zu Stande kommen.

Im Frühstadium bleibt eine Herzinsuffizienz meist unbemerkt.

Warnsignale der Herzinsuffizienz

Die Symptome der Herzinsuffizienz entwickeln sich meistens langsam. Deshalb kann die Krankheit im Frühstadium oft übersehen oder fehl gedeutet werden. Die folgende Tabelle listet verbreitete Symptome der Herzinsuffizienz und ihre Ursachen auf.

Symptom	Ursache
Atemnot	Da das Herz das ankommende Blut nicht schnell genug weiterpumpen kann, staut es sich besonders in den Lungenvenen zurück. Dadurch kann Flüssigkeit in die Lungenbläschen einsickern und für Atemnot sorgen, die besonders im Liegen auftritt.
Husten oder Keuchen	Ähnliche wie bei Atemnot, sorgt das Einsickern von Flüssigkeit in die Lungen für Hustenreiz und Keuchen.
Anschwellen der Körpergewebe	Wenn sich venöses Blut vor dem Herz aufstaut, sammelt sich Flüssigkeit in Geweben wie Bauch, Beinen und Füßen. Auch die Nieren können Wasser und Natrium weniger wirksam aus dem Körper entfernen, sodass diese Gewebe anfälliger für eine Schwellung werden.
Gewichtszunahme	Flüssigkeitsansammlungen verursachen eine Gewichtszunahme.
Erschöpfung	Auf Grund der schlechteren Versorgung mit sauerstoffreichem Blut wird es von weniger lebenswichtigen Organen abgezogen – besonders aus Arm- und Beinmuskeln. Erschöpfung bei körperlicher Anstrengung ist häufig die Folge.
Appetitlosigkeit und Übelkeit	Das Verdauungssystem erhält weniger Blut, sodass Appetitlosigkeit und Verdauungsprobleme entstehen.
Konzentrationsprobleme	Veränderte Blutbestandteile wie mehr Natrium können die Aufmerksamkeit ebenso beeinträchtigen wie eine schlechte Sauerstoffversorgung des Gehirns.
Schneller Puls	Um den reduzierten Auswurf zu kompensieren, erhöht sich die Pulsfrequenz. Das Herz schlägt schneller.

■ *Implantierbarer Cardioverter-Defibrillator (ICD)* – Dieses Gerät wird unter der Brusthaut eingepflanzt und über kleine Drähte mit Ihrem Herz verbunden. Ein ICD überwacht den Herzrhythmus. Wenn das Herz mit einem gefährlichen Rhythmus schlägt, sorgt ein Elektroschock wieder für einen normalen Rhythmus. Manchmal wird ein ICD mit einem biventrikulären Schrittmacher kombiniert.

■ *Biventrikulärer Schrittmacher oder kardiale Resynchronisationstherapie* – Ein biventrikulärer Schrittmacher sendet getaktete, elektrische Impulse an beide Hauptkammern (linker und rechter Ventrikel), damit diese in koordinierter Weise schlagen und ihre Pumpleistung verbessern.

■ *Herzpumpe* – Dieses mechanische Gerät wird in den Bauch eingepflanzt und an das geschwächte Herz angeschlossen. Ärzte haben die Herzpumpen – auch Ventrikuläre Unterstützungssysteme genannt – früher dazu verwendet, um Kandidaten für eine Herztransplantation am Leben zu halten, solange noch kein Spender verfügbar war. Heutzutage werden Herzpumpen als Alternative zur Herztransplantation genutzt.

Jährlich unterziehen sich etwa 400 Deutsche einer Herztransplantation.

Hier erhalten Sie weitere Informationen

In Deutschland haben sich viele Ärzte und Wissenschaftler, die sich mit der Herzinsuffizienz beschäftigen, zum Kompetenznetz Herzinsuffizienz (KNHI) zusammengeschlossen.

Ziel dieses Verbundes ist neben einer verbesserten Versorgung Patienten und Öffentlichkeit über das Syndrom Herzinsuffizienz und neue Forschungsergebnisse umfassend zu informieren und damit die Basis für eine effektivere Prävention zu schaffen. Im Internet werden dazu unter http://www.knhi.de/Betroffene/index.jsp auch viele Fragen beantwortet, die individuelle Aspekte wie Autofahren, Sexualleben oder Reisetätigkeit betreffen.

Weiterhin bietet das KNHI die Möglichkeit, an groß angelegten Patientenstudien teilzunehmen, bei denen neue Methoden getestet werden.

Netzwerkzentrale Kompetenznetz Herzinsuffizienz, Charité, Campus Virchow-Klinikum, Augustenburger Platz 1, 13353 Berlin, Telefon : 030-450 576 812

Eine Herzpumpe kann das Leben eines Patienten deutlich verlängern, wenn dieser an Herzinsuffizienz im Endstadium leidet und gleichzeitig nicht für eine Herztransplantation infrage kommt. Herzpumpen, die den linken Ventrikel unterstützen, heißen Linksventrikuläre Unterstützungssysteme; solche, die beide Kammern unterstützen, heißen Biventrikuläre Unterstützungssysteme. Nur in seltenen Fällen braucht lediglich der rechte Ventrikel mechanische Unterstützung.

Ein kleiner Teil der Patienten mit einer Herzkrankheit namens Hypertrophische Kardiomyopathie kann von einer Entfernung überschüssigen Muskelgewebes am Herz (Myektomie) profitieren. Falls der übermäßig entwickelte Herzmuskel den Blutfluss durch das Herz behindert, kann die operative Entfernung von Muskelgewebe den Blutfluss wieder verbessern.

Manche Menschen weisen eine so schwere Herzinsuffizienz auf, dass Medikamente und mechanische Geräte keine ausreichende Hilfe darstellen. Diese Menschen sind wahrscheinlich auf den Ersatz ihres Organs durch ein Spenderherz angewiesen. Jährlich unterziehen sich etwa 400 Deutsche einer Herzverpflanzung. Diese Operation verbessert die Überlebensrate und allgemeine Lebensqualität der Betroffenen sehr deutlich. Die 1-Jahr-Überlebensrate für Menschen mit einem Spenderherz beträgt über 86%. Aber Kandidaten für eine Herztransplantation müssen oft jahrelang warten, bevor ein passendes Spenderherz zur Verfügung steht.

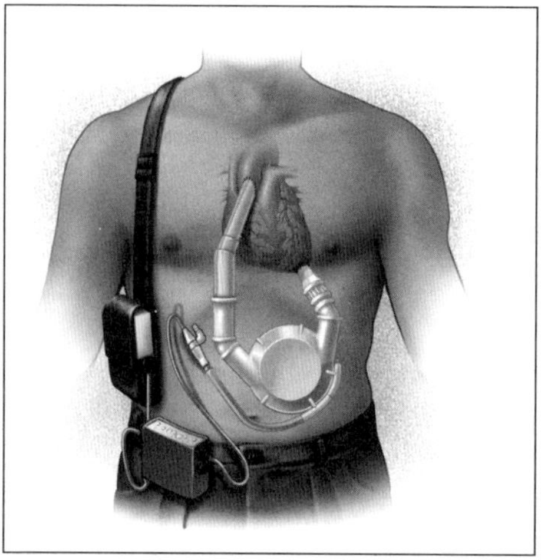

Eine Herzpumpe wird im Bauch implantiert und an das geschwächte Herz angeschlossen, um beim Pumpen zu helfen. Eine Herzpumpe kann sich auch als Alternative zur Transplantation anbieten.

An Alternativen zur Transplantation wird geforscht

Die Wissenschaftler arbeiten weiter an besseren Behandlungsmöglichkeiten für Herzinsuffizienz mit dem Ziel, die Zahl der Transplantationsbedürftigen zu reduzieren. Zurzeit werden folgende Techniken untersucht:

- *„Wickel"-Operation* – Bei diesem Verfahren wird das Herz in ein Netz eingewickelt. Der Chirurg zieht das Netz über die Basis des Herzbeutels und vernäht es. Das Ziel besteht darin, eine weitere Vergrößerung und damit eine verringerte Pumpleistung des Herzens zu verhindern.

Welche Funktion die Medikamente haben

Menschen mit Herzinsuffizienz nehmen meist mehrere verschiedene Medikamente ein, die jeweils auf verschiedene Weise zur Behandlung beitragen. Die folgende Tabelle listet die Hauptkategorien der entsprechenden Medikamente auf und erklärt deren Wirkungsweise.

Medikament	Beispiele	Wie sie funktionieren
Angiotensin-Convertertierendes-Enzym (ACE)-Hemmer	Captopril (Lopirin®), Enalapril (Pres®), Lisinopril (Acerbon®)	Reduzieren die körpereigene Produktion von Angiotensin, einer Substanz im Blut, die zu Gefäßverengung und Blutdruckanstieg führt. Folglich sinkt der Blutdruck und das Herz wird entlastet.
Angiotensin-II (AT-II)-Rezeptorblocker	Candesartan (Blopress®), Irbesartan (Aprovel®), Losartan (Lorzaar®), Valsartan (Diovan®)	Hemmen die Wirkung des Angiotensins (im Gegensatz zu ACE-Hemmern, die schon die Produktion verhindern). Chronischer Husten tritt seltener als Nebenwirkung auf.
Betablocker	Carvedilol (Querto®)*, Metoprolol (Lopresor®), Bisoprolol (Concor®)	Reduzieren die Wirkung chemischer Botenstoffe, die den Herzschlag erhöhen. Dadurch sinken Puls und Blutdruck. Außerdem erweitern sich die Gefäße.
Diuretika	Bumetanid (Burinex®), Furosemid (Lasix®), Torasemid (Torem®)	Veranlassen die Niere zur vermehrten Ausscheidung von Natrium und Wasser: Diuretika wirken harntreibend. Dadurch verringern sich die Flüssigkeitsansammlungen im Gewebe.
Aldosteron Antagonisten	Spironolacton (Osyrol®), Eplerenon (Inspra®)	Wirken leicht entwässernd und blockieren Aldosteron, ein Hormon, das das Herz mit chronischer Herzinsuffizienz belastet.
Herzglykoside	Digitoxin (Lenoxin®)	Verstärkt die Schlagkraft des Herzens und verlangsamt bestimmte Arten von Herzrhythmusstörungen.

* Carvedilo (Dilatrend®l ist ein Alpha-Betablocker

■ *Verstärkte Externe Gegenpulsation (EECP)* – Diese nicht-invasive Methode wurde bisher bei herzbezogenen Brustschmerzen eingesetzt. Wissenschaftler untersuchen nun die Eignung dieser Methode bei Herzinsuffizienz. Aufblasbare Druckkammern werden dazu auf Waden, Oberschenkeln und Po platziert. Die Kissen werden im Rhythmus Ihres Herzschlages aufgeblasen und wieder entleert. Theoretisch kann EECP den Blutfluss zum Herzen verstärken, wodurch die Herzfunktion insgesamt verbessert wird.

■ *Künstliches Herz* – Das vollständig mechanische Herz gilt immer noch als experimentelle Behandlung, weil das Gerät sehr kompliziert ist, sich nur schwer handhaben lässt und Komplikationen mit der Anwendung des Gerätes verbunden sind.

■ *Xenotransplantation* – Der wichtigste begrenzende Faktor bei Herztransplantationen ist die Zahl der verfügbaren Spenderherzen. Die Xenotransplantation bezieht sich auf die Entnahme von tierischen Spenderorganen. Schweine werden dafür genetisch so verändert, dass ihre Herzen eines Tages zur Behandlung der Herzinsuffizienz bei Menschen nutzbar sein werden.

Eine individuelle Behandlung erfordert einen offenen Dialog mit Ihrem Arzt.

Wichtig ist der Teamansatz

Der richtige Umgang mit Herzinsuffizienz erfordert einen offenen Dialog mit Ihrem Arzt. Sagen Sie ihm, wann Sie sich besser oder schlechter fühlen. Scheuen Sie nicht vor Fragen zurück. Sie und Ihr Arzt können Ihr Leben angenehmer und schöner machen. ❐

Was Sie beim nächsten Mal Ihren Arzt fragen wollen:

Inhaltsverzeichnis – Alternative Medizin

Alternative Medizin

Eine Modeerscheinung oder ein vielversprechender Trend? Qualität, Sicherheit und Wirksamkeit pflanzlicher Präparate sind entscheidend

Die Wunden des Achilles wurden mit Schafgarbe behandelt, die Ägypter entlohnten die Erbauer der Pyramiden mit Heilpflanzen und auch Hippokrates wusste schon von der Heilkraft der Natur („Die Naturen sind die Ärzte für die Krankheiten"). Ohne Zweifel: Pflanzen werden seit Tausenden von Jahren angewandt, um Körper und Geist zu heilen.

Jedoch ist das, was als Volksmedizin begann, inzwischen zu einem umsatzstarken Industriezweig geworden. Nach Angaben des nordrhein-westfälischen Gesundheitsministeriums werden bundesweit jährlich für 1,1 Milliarden Euro Phytopharmaka verordnet. Den gleichen Betrag geben Patienten in Deutschland in der Selbstmedikation aus.

Bundesweit werden jährlich für 1,1 Milliarden Euro Phytopharmaka verordnet.

Und das Interesse steigt weiter. Die Menschen nehmen bezüglich ihrer Gesundheit eine aktivere Rolle ein und informieren sich über all ihre Möglichkeiten. Das führt dazu, dass immer mehr Menschen die konventionelle Medizin mit Alternativen kombinieren.

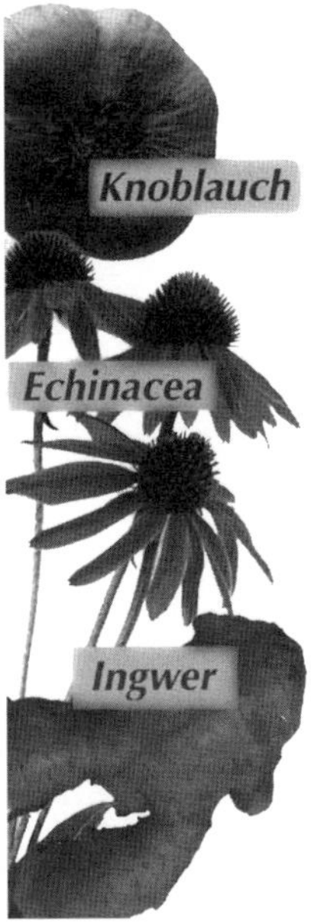

Die Industrie reagiert auf diesen Trend mit großen und teuren Werbekampagnen, um auf ihre Produkte aufmerksam zu machen. Mehr Menschen als je zuvor wenden sich Heilpflanzentherapien zu, um alles von der Erkältung bis zum Krebs damit zu behandeln.

Die Flut der Berichte in den Medien stiftet meist mehr Verunsicherung als Aufklärung. Ein großes Nachrichtenmagazin verschreckte seine Leser mit der Meldung: „Nierenkiller aus Fernost". Angeblich sanfte Arzneimittel der traditionellen chinesischen Medizin, die in Deutschland von einer

Heilpflanze	Anwendung	Mögliche Nebenw
Echinacea (Sonnenhut) Echinacea purpurea Echinacea pallida Echinacea angustifolia	Wird meist bei Erkältungen und Grippe eingesetzt. Studien zeigen, dass Echinacea purpurea und Echinacea pallida vermutlich eine Erkältung nicht verhüten, jedoch deren Dauer verkürzen können. Echinacea angustifolia hat keine nachgewiesenen therapeutischen Wirkungen.	Irritationen des Ma Trakts, Durchfall, H bei örtlicher Anwe das Immunsystem heitsmäßigem Geb men.
Ingwer Zingiber officinale	Antibrechmittel. Studien haben gezeigt, dass Ingwer bei Übelkeit wirksam ist, die durch Seekrankheit, Reisekrankheit oder eine Narkose hervorgerufen wird. Ingwer sollte 30 Minuten vor den genannten Aktivitäten, die die Übelkeit nach sich ziehen, eingenommen werden (jedoch nicht vor einer Narkose). Es gibt keine Daten darüber, ob Ingwer auch durch Chemotherapie verursachte Übelkeit verhüten oder therapieren kann.	Sodbrennen
Gingko Gingko biloba	Einige Studienergebnisse legen nahe, dass Gingko die Durchblutung, die Gedächtnis- und geistigen Leistungen verbessert, besonders bei älteren Menschen. Jedoch werden noch weitere Daten benötigt.	Magenverstimmun Kopfschmerzen
Kava Kava Piper methysticum	Studien haben gezeigt, dass Kava Kava gute Wirkungen bei der Behandlung von Angstzuständen hat.	Magen-Darm-Störu allergische Hautre Gelbfärbung von H Haaren und Finger Gelbsucht

	Vorsichtsmaßnahmen	Darreichungsformen
n- hlag nn n- n-	Nehmen Sie Echinacea nicht länger als 8 Wochen ununterbrochen. Wenden Sie es nicht an, wenn Sie an einer Krankheit des Immunsystems leiden, z. B. Lupus erythematodes, Multipler Sklerose oder HIV. Einige Studien legen nahe, dass Echinacea das Immunsystem bei gewohnheitsmäßigem Gebrauch hemmen könnte.	Gefriergetrockneter Extrakt in Tabletten, Teeform oder als Injektion, Tropfen
	Nehmen Sie keine Ingwerpräparate, wenn Sie schwanger sind, insbesondere wenn Sie eine Vorgeschichte von Blutungen in der Schwangerschaft oder eine Fehlgeburt hatten. Ingwer kann Blutungen hervorrufen oder die Entwicklung des Fötus stören. Jedoch werden noch weitere aussagekräftige Daten benötigt. Kleine Mengen Ingwer als Gewürz in der Küche werden als unbedenklich in der Schwangerschaft betrachtet. Wenn Sie an Gallensteinen leiden, sollten Sie mit Ihrem Arzt vor der Einnahme darüber sprechen, da Ingwer die Gallenbildung fördert.	Getrockneter Ingwer in Tabletten- oder Kapselform ist zur Behandlung von Übelkeit am wirksamsten. Ungeeignet sind flüssige Formen wie Ginger Ale oder Ingwertee. Kandierter oder eingelegter Ingwer ist zur Therapie von Übelkeit bisher nicht klinisch getestet worden. Frisch zubereitet als Tee
	Vorsicht bei gleichzeitigem Gebrauch von Aspirin® oder anderen „blutverdünnen den“ Mitteln.	Flüssigextrakt, Tabletten, ungeeignet sind flüssige Formen wie Ginger Ale oder Ingwertee
	Das Bundesinstitut für Arzneimittel und Medizinprodukte hat im Juni 2002 die Zulassung für Kava-Kava-haltige Arzneimittel widerrufen. Diese Entscheidung wird damit begründet, dass diese Arzneitmittel schwere Nebenwirkungen an der Leber verursachen können. Menschen, die regelmäßig Kava-Kava-Produkte eingenommen haben, empfehlen die Ärzte der Mayo Clinic einen Leberfunktionstest zu machen.	Kava-Kava-haltige Arzneimittel dürfen in Deutschland nicht mehr in den Verkehr gebracht werden.

Fortsetzung auf der nächsten Seite

Heilpflanze	Anwendung	Mögliche Nebenw
Knoblauch Allium sativum	Es wird angenommen, dass Knoblauch den Cholesterinspiegel senkt und die Blutgerinnung in verengten Arterien vermindert. Das im Knoblauch enthaltene Allicin wirkt nicht nur lipidsenkend, sondern auch antibakteriell und antimykotisch. Darüber hinaus hemmt es die Zusammenballung der Blutplättchen (Thrombozytenaggregation) und verlängert damit die Blutungs- und Gerinnungszeit.	Magenreizung, Sodbrennen, Darmprobleme,
Ginseng Panax ginseng Panax quinquefolius Panax japonicus Panax notoginseng	Es wird behauptet, dass Ginseng die Energie und die sexuelle Ausdauer stärkt sowie Stress und die Auswirkung des Alterns reduziert, u. a. bei Wechseljahrssymptomen wie Depression. Es gibt keine Daten darüber, dass Ginseng die sportliche Leistungsfähigkeit erhöht. Jedoch kann es das Allgemeinbefinden bessern. Die meisten Studien wurden mit Panax ginseng durchgeführt.	Erhöhung des Blut Schlaflosigkeit, Gebärmutterblutur Spannungsgefühl i Brüsten
Johanniskraut Hypericum perforatum	Wird bei Depressionen eingesetzt. Mehrere Studien weisen darauf hin, dass die Heilpflanze vor allem bei leichten bis mittelschweren Depressionen wirksam ist. Sie scheint auch weniger Nebenwirkungen als verschreibungspflichtige Antidepressiva zu haben. Die antidepressive Wirkung beruht auf einer Hemmung der Wiederaufnahme bestimmter Botenstoffe (Seroton, Noradrenalin und Dopamin). Als Mindest-Einnahmekonzentration hat sich in einigen Studien eine Tagesdosis von 900 Milligramm herausgestellt.	Johanniskraut ist a verträglich und füh Abhängigkeit. Vere den folgende Neb beobachtet: Schwi trockenheit, stärke lichtempfindlichke Müdigkeit und Ver bleme

	Vorsichtsmaßnahmen	Darreichungsformen
	Vorsicht bei gleichzeitigem Gebrauch von Aspirin® oder anderen „blutverdünnenden" Mitteln.	Tabletten, Kapseln, frisch
	Einige Studien wiesen darauf hin, dass Ginseng den Östrogenspiegel bei Frauen erhöhen könnte. Nehmen Sie es nicht ein, wenn Sie an einer östrogenabhängigen Erkrankung leiden, z. B. Brustkrebs. Meiden Sie Ginseng auch bei Bluthochdruck. Viele „Ginseng"-Produkte enthalten keine aktiven Bestandteile. Stellen Sie sicher, dass Sie ein wirksames Präparat erhalten. Halten Sie nach Präparaten Ausschau, die Ginsenoside, die aktive Wirksubstanz im Ginseng, enthalten.	geschnittene Scheiben, Tabletten, Kapseln, Pulver, Tee, Extrakt, Tonikum, Tropfen
gut u ır- gen nd- ı- ut, ro-	Sprechen Sie mit Ihrem Arzt vor Einnahme dieser Heilpflanze. Ihr Arzt wird zuerst andere zugrundeliegende Ursachen einer Depression ausschließen wollen. In Deutschland werden zur Zeit über 300 Johanniskraut-Präparate angeboten. Die wenigsten eignen sich allerdings zur Therapie von Patienten mit leichten und mittelschweren Depressionen. Viele Produkte sind unzureichend gekennzeichnet, vor allem was den Wirkstoffgehalt anbelangt. Da eine antidepressive Wirkung erst bei konsequenter Einnahme über mehrere Wochen feststellbar ist, sollten Sie sich von Ihrem Arzt oder Apotheker den Wirkstoffgehalt berechnen lassen. Sollte sich nach einer Einnahmedauer von 6 bis 8 Wochen keine Verbesserung der Depression zeigen, sollten Sie mit Ihrem Arzt sprechen.	Pulver, Flüssigkeit, Tabletten

wachsenden Zahl von Ärzten und Heilpraktikern verschrieben werden, „enthalten hochgiftige Substanzen". Das Bundesinstitut für Arzneimittel und Medizinprodukte (BfArM) warnte ebenfalls vor fertig gemischten chinesischen Tees, denen die krebserregende Pflanze Aristolocia untergemischt ist.

Auf der anderen Seite hat die Bayerische Landesanstalt für Bodenkultur und Pflanzenanbau in 2000 ein einmaliges Projekt gestartet: den Anbau chinesischer Heilpflanzen in Deutschland. Das Forschungsprojekt wird vom Bayerischen Landwirtschaftsministerium jährlich mit einer halben Million Euro gefördert.

Und auch hierin zeigt sich ein Trend: Naturheilverfahren, die noch vor 2 Jahrzehnten eine Randerscheinung des medizinischen Betriebs darstellten, haben Einzug in die akademische Forschung gehalten. In den letzten Jahren wurde eine ganze Reihe von Lehrstühlen für Naturheilverfahren und Homöopathie an medizinischen Hochschulen in Deutschland eingerichtet. Bei den schulmedizinisch ausgebildeten niedergelassenen Ärzten sind die Übergänge mittlerweile fließend. Zurück bleibt immer noch ein Rat suchender Patient, der Orientierung sucht zwischen akademischer Schulmedizin und alternativen Heilverfahren.

Naturheilverfahren haben Einzug in die akademische Forschung gehalten.

Gegenstand von Kontroversen war und ist der Wirksamkeitsnachweis. Gemeint ist damit der zeitliche und kausale Zusammenhang zwischen der Therapie (Ursache) und dem Heilerfolg (Wirkung). Häufig ist dies bei alternativen Verfahren mit den anerkannten wissenschaftlichen Methoden nicht möglich. Das bedeutet aber nicht, dass therapeutische Wirkungen nur deshalb nicht existieren, weil die Methoden der Schulmedizin sie nicht nachweisen können.

Aus diesem Grund konzentriert sich dieses Kapitel auf wenige, wichtige pflanzliche Arzneimittel, bei denen ausreichend veröffentlichte Daten zur Wirksamkeit vorliegen. Zugleich wird bei allen aufgeführten pflanzlichen Arzneimitteln eine Nutzen-Risiko-Abwägung vorgenommen.

Einer Allensbach-Studie zufolge wollen 65% der Deutschen pflanzliche Arzneien. „Das ist keine Modeerscheinung – das ist ein richtiger Trend", meint auch Dr. Brent, ein Internist der Mayo Clinic in der Mayo-Projektgruppe für Patienteninformation über alternative Therapien. „Als konventionelle Ärzte müssen wir nicht alles gutheißen und mitmachen, was gerade in Mode ist. Aber wir sollten ein grundlegendes Verständnis von dem erlangen, was unsere Patienten benutzen. Und noch wichtiger: Die Ärzte sollten sich einmal selbst fragen, warum die Patienten diese Mittel anwenden. Dies zu erfragen, könnte uns auch neue Einsichten und neue Therapien bieten, die wir aus der alternativen Medizin auswählen könnten."

Pflanzenheilmittel sind beliebt, aber sind sie wirksam? Und noch wichtiger: Sind sie unbedenklich? Die Antworten sind unterschiedlich, es kommt auf Sie an. Wenn Sie sich für pflanzliche Heilmittel entscheiden, achten Sie auf Folgendes:

■ Informieren Sie sich über die Produkte, die Sie einnehmen möchten. Nur weil etwas zusammen mit dem Wort „Natur" genannt wird, muss es deswegen nicht unbedenklich sein. Achten Sie auch auf die empfohlende Dosierung und überschreiten Sie diese nicht.

■ Teilen Sie Ihrem Arzt mit, was Sie einnehmen. Einige Heilpflanzen haben zusammen mit anderen Medikamenten toxische Wirkungen (siehe Seite 162). Stellen Sie sicher, dass Sie an keiner Erkrankung leiden, für die eine gesicherte medizinische Behandlung existiert.

Die Anwendung von Pflanzenheilmitteln erfordert Vorsicht und Achtsamkeit.

■ Nehmen Sie jeweils nur 1 Präparat und behalten Sie im Auge, was Sie einnehmen und wie viel.

■ Lesen Sie die Angaben auf der Verpackung. Achten Sie auf eine genaue Angabe der Zusammensetzung und Standardisierung, gegebenenfalls nach den Maßgaben des DAB (Deutsches Arzneibuch).

■ Nehmen Sie nicht ohne Rücksprache mit Ihrem Arzt Heilpflanzen ein, wenn Sie schwanger sind.

■ Beginnen Sie mit kleinen Dosen. Wenn Sie den gewünschten Effekt erreicht haben, sollten Sie die Dosis allmählich reduzieren.

■ Achten Sie auf Wirkungen und Nebenwirkungen.

■ Erwarten Sie keine schnellen Resultate.

■ Seien Sie vorsichtig mit dem Kauf von Heilpflanzenzubereitungen, die aus dem Ausland eingeführt wurden. Es wurden in einigen solcher Präparate toxische Beimischungen wie Blei, Quecksilber oder Arsen sowie verschreibungspflichtige Substanzen wie Prednison (ein Corticosteroid) gefunden.

Pflanzliche Präparate: Arznei- oder Lebensmittel? Wie sind die gesetzlichen Bestimmungen in Deutschland?

Wenn Sie ein Produkt im Laden kaufen, insbesondere ein Nahrungsmittel, gehen Sie selbstverständlich davon aus, dass es sicher ist. Sie glauben, dass eine staatliche Behörde es schon überprüft haben wird, um sicherzustellen, dass es nicht gesundheitsschädlich ist, richtig?

In den USA hat sich das geändert, seit 1994 der Kongress das Nahrungsergänzungsmittel-, Gesundheits- und Erziehungsgesetz verabschiedete. Dieses Gesetz nimmt die Nahrungsergänzungsmittel von den strengen Zulassungsverfahren, die für Nahrungsinhaltsstoffe und Arzneimittel gelten, aus.

Arznei- und Nahrungsmittelzutaten durchlaufen diese langwierigen FDA-Sicherheitsprüfungen noch immer, bevor sie vermarktet werden dürfen. Arzneimittel werden zusätzlich auf ihre Wirksamkeit getestet. Doch die Gesetzgebung von 1994 schaltete die FDA als Zulassungsbehörde für Nahrungsergänzungsmittel aus. Jetzt kann sie nur noch nachträglich eingreifen, falls durch die Einnahme eine Krankheit oder Verletzung aufgetreten ist.

In Deutschland unterliegt die Verwendung von Pflanzen als Heilmittel strengsten gesetzlichen Bestimmungen.

Den Verkauf eines gefährlichen Nahrungsergänzungsmittels kann die FDA nur dann einschränken, wenn Hinweise für ein deutliches Gesundheitsrisiko durch das Produkt vorliegen. Erst müssen Beanstandungen über das Produkt bei der FDA eingehen, bevor sie handeln kann.

Die Verwendung von Pflanzen als Heilmittel unterliegt in Deutschland gesetzlichen Bestimmungen.

Das deutsche Arzneimittelgesetz gehört zu den strengsten Gesetzen weltweit

Das deutsche Arzneimittelgesetz (AMG) zählt international zu den strengsten Gesetzen über den Umgang mit Arzneimitteln. Eine Liberalisierung, wie in den USA erfolgt, ist in Deutschland nicht geplant. Das AMG enthält Vorschriften für die Herstellung, Prüfung, Zulassung, Kontrolle, Verschreibung und Abgabe von Arzneimitteln sowie für die Verbraucheraufklärung (Packungsbeilage) und die (verschuldensunabhängige) Gefährdungshaftung pharmazeutischer Hersteller. Pflanzen, Pflanzenteile und deren Zubereitungen, die zur Behandlung und Vorbeugung von Krankheiten und Befindensstörungen eingesetzt werden (sogenannte Phytopharmaka), müssen die Anforderungen des AMG erfüllen.

Dies gilt im Prinzip für den wissenschaftlichen Nachweis der therapeutischen Wirksamkeit, der nach den strengen Richtlinien des § 22 AMG in einer analytischen, pharmakologisch-toxikologischen und klinischen Prüfung erbracht werden muss. Der Gesetzgeber hat jedoch Ausnahmen zugelassen, wenn die oben genannten Prüfungen durch anderes wissenschaftliches Erfahrungsmaterial ersetzt werden können.

Pflanzliche Präparate, die durchaus nebenwirkungsärmer als synthetisch hergestellte Arzneimittel sein können, deren therapeutischer Nutzen aber wissenschaftlich nicht vollständig nachgewiesen ist, können durch diese Ausnahmeregelung als Arzneimittel zugelassen werden.

Pflanzliche Präparate fallen in der Regel nicht unter das strenge Arzneimittelgesetz

Davon zu unterscheiden sind pflanzliche Präparate, die Heilung und Gesundheitsförderung versprechen und in medikamentenähnlicher Zubereitung und Verpackung unter anderem in Apotheken erhältlich sind, zum Beispiel Knoblauch-Pillen. Sie fallen in der Regel nicht unter die strengen Bestimmungen des AMG, sondern unter das Lebensmittel- und Bedarfsgegenständegesetz (LMBG).

Pflanzliche Präparate können als Arzneimittel zugelassen werden.

Demnach können pflanzliche Heilmittel als Lebensmittel- bzw. Lebensmittelzusatz, nicht aber als Arzneimittel zugelassen sein. Prinzipiell können pflanzliche Heilmittel zwar vom Arzt verschrieben werden, dennoch werden sie von den Krankenkassen nur in wenigen Fällen ersetzt.

So darf zum Beispiel Echinacea als Medikament verschrieben werden, die Kostenerstattung durch die Krankenkassen ist aber keineswegs gesichert.

Rosskastanien-Extrakt vermindert Beinschmerzen

Venenschwäche und Krampfadern sind weit verbreitet. Jeder zweite Deutsche über 35 Jahre hat bereits eine gestörte Venenfunktion. 5 Millionen Menschen leiden an einer chronischen, behandlungsbedürftigen Venenschwäche, und etwa 1 Million Menschen sind von einem sogenannten Ulcus cruris, einem „offenen Bein", betroffen. Die zugrunde liegende Bindegewebsschwäche hat eine erbliche Komponente. Es kommt

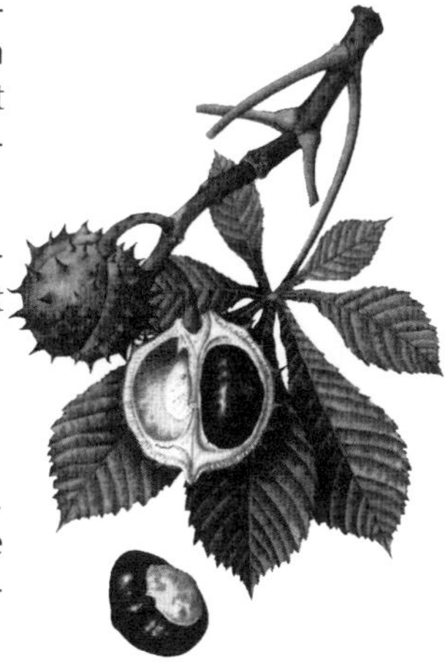

Rosskastanie (Aescukus hippocastanum)

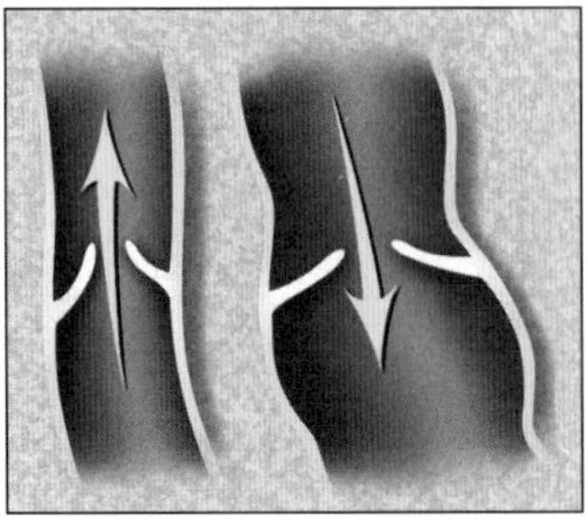

In der linken Abbildung ist die Blutzirkulation normal. Das Blut kann durch die gesunde Venen-Klappe nicht zurückfließen. Bei Krampfadern, wie rechts abgebildet, ermöglicht eine defekte Klappe den Rückstrom des Blutes. Dabei werden die Venenwände gedehnt.

jedoch eine Reihe weiterer Risikofaktoren hinzu wie langes Sitzen oder Stehen am Arbeitsplatz, Übergewicht und Rauchen.

Zur Behandlung von Venenleiden werden neben Allgemeinmaßnahmen (Physiotherapie etc.) vor allem Kompressionsstrümpfe eingesetzt. Schließlich ist oft eine Verödungstherapie notwendig.

Welche Inhaltsstoffe am besten dokumentiert sind

Rosskastanien-Extrakt kann Ihnen bei Venenleiden helfen.

Unterstützend wirken auch Extrakte aus der Rosskastanie (Aesculus hippocastanum). Wirksame Inhaltsstoffe der Rosskastanie sind in unterschiedlichen Mengenverhältnissen in allen Pflanzenteilen enthalten. Die wichtigsten Inhaltsstoffe der Rosskastanie sind: Aescin, Flavonoide, Cumaring- lucoside, Gerbstoffe, Triterpene, Sterole, Eiweißstoffe, Polysaccharide.

Am besten dokumentiert ist die klinische Wirksamkeit von Aescin. Dieses aus etwa 30 Einzelsubstanzen zusammengesetzte Saponingemisch aus den Samen der Rosskastanie hemmt die Aktivität bestimmter Enzyme, die bei Venenerkrankungen die Blutgefäße angreifen. Die regelmäßige Einnahme von Rosskastanien-Extrakt kann verhindern, dass die Blutgefäße undicht werden, Wasser in das umliegende Gewebe austritt und Schwellungen verursacht.

Die Wirkung der anderen Inhaltsstoffe der Rosskastanie ist derzeit noch nicht ausreichend erforscht.

In der Apotheke erhalten Sie eine große Auswahl an fertigen Rosskastanien- Extrakten zur inneren und äußeren Anwendung, zum Beispiel in Salben wie Venostasin®. Die Rosskastanien-Extrakte sind allgemein gut verträglich. Als Nebenwirkung kann eine Schleimhautreizung des Magen-Darm-Trakts auftreten.

Außerdem sollten Sie Rosskastanien-Extrakte meiden, wenn Sie eine akute oder chronische Beinthrombose haben und die Nieren- oder Leberfunktion beeinträchtigt ist. Vorsicht ist auch geboten bei der gleichzeitigen Einnahme von Medikamenten, die eine blutverdünnende Wirkung haben, zum Beispiel Coumadin.

Achten Sie auf mögliche Wechselwirkungen bei gleichzeitiger Anwendung von Heilpflanzenpräparaten und synthetischen, verschreibungspflichtigen Medikamenten

Sie meinen vielleicht, dass pflanzliche Arzneimittel harmlos sind, weil sie „natürlich" sind.

Jedoch können darin auch aktive Substanzen enthalten sein, die in der Wechselwirkung mit anderen Medikamenten nicht immer unbedenklich sind. Informieren Sie Ihren Arzt immer über Ihre Einnahme von Pflanzen- und Vitaminpräparaten. Studien haben gezeigt, dass 50% bis 70% der Personen ihrem Arzt die gleichzeitige Einnahme von Heilpflanzenpräparaten nicht mitteilen.

Jedoch kann es zwischen diesen beiden Gruppen durchaus toxische Wechselwirkungen geben (siehe Tabelle auf Seite 162). Außerdem gibt es einige Erkrankungen, die das Risiko unerwünschter Wirkungen von pflanzlichen Arzneimitteln erhöhen können. Sprechen Sie mit Ihrem Arzt, bevor Sie Heilpflanzenpräparate einnehmen, besonders, wenn Sie schwanger sind oder an einer der folgenden Erkrankungen leiden: Bluthochdruck, Parkinson-Krankheit, Diabetes (Zuckerkrankheit), Depressionen, Schilddrüsenerkrankung, psychiatrische Erkrankung, vergrößerte Prostata, Blutgerinnungsstörungen, Epilepsie, Vorgeschichte eines Schlaganfalls, Herz-Kreislauf-Erkrankungen und Glaukom (grüner Star).

Bedenken Sie, dass auch pflanzliche Arzneimittel zu Wechselwirkungen mit anderen Medikamenten führen können.

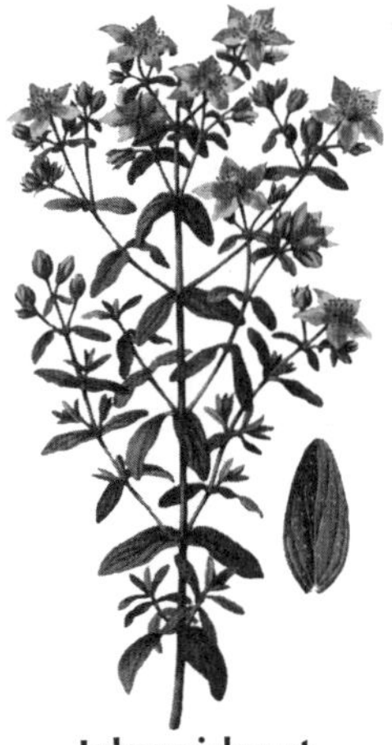

Johanniskraut (Hypericum perfoatum)

Schließlich können Heilpflanzenpräparate genauso gefährlich sein wie frei verkäufliche oder verschreibungspflichtige Medikamente, wenn es um die Wechselwirkung mit einer Narkose geht. Stellen Sie sicher, dass Sie Ihrem Arzt alle Medikamente – einschließlich der Vitamin- und Heilpflanzenpräparate – nennen, die Sie zur Zeit einnehmen (und auch wie viel), wenn eine Operation geplant ist.

Heilpflanzen-medikament	Andere Medikamente, die nicht gleichzeitig eingesetzt werden sollten	Mögliche Risiken und Wechselwirkungen, wenn diese gleichzeitig angewandt werden
Gingko biloba	■ ASS (z. B. Aspirin®) ■ Ticlopidin ■ Dipyridamole ■ Clopidogrel ■ Phenprocoumon u. ä. (z. B. Marcumar®)	Eine gegenseitige Verstärkung des blutgerinnenden Effekts kann spontane oder starke Blutungen verursachen bzw. verstärken.
Johanniskraut	■ Antidepressiva	Es ist wenig bekannt über die Wechselwirkungen des Johanniskrauts mit diesen Medikamenten, sodass noch weitere Forschungen notwendig sind. Beschrieben wurden teilweise metabolische Wechselwirkungen.
Ginseng	■ Phenprocoumon u. ä. (z. B. Marcumar®) ■ Phenelzinsulfat ■ Östrogenpräparate ■ Corticosteroide ■ Digoxin (herzwirksames Glykosid)	■ Zusammen mit Phenprocoumon u. ä. (z. B. Marcumar ®) kann die Blutgerinnung beeinflusst werden. ■ Zusammen mit Phenelzinsulfat können Kopfschmerzen, Zittern und manisches Verhalten auftreten. ■ Zusammen mit Östrogenen und Steroiden kann ein Gewöhnungseffekt eintreten. ■ Zusammen mit Digoxin kann es zu Störungen der Wirkung oder der Therapieüberwachung kommen.
Echinacea	■ Anabole Steroide (sogenannte Anabolika) ■ Amiodaron ■ Methotrexat ■ Ketoconazol ■ Cyclosporin	Echinacea stimuliert das Immunsystem und kann eventuell die immunhemmende Wirkung der vorgenannten Medikamente aufheben.
Knoblauch, Ingwer	■ Phenprocoumon u. ä. (z. B. Marcumar®)	Zusammen mit diesen Mitteln kann die Blutgerinnung beeinflusst werden.
Bestimmte Algen, z. B. die Seetangart Kelp	■ Therapie mit Schilddrüsenhormonen	Algen werden häufig zur Nahrungsergänzung mit Jod angewandt, können jedoch störend auf eine Schilddrüsenhormontherapie wirken.

Eignen sich pflanzliche Mittel zur Gewichtsabnahme?

Pflanzliche Schlankheitsmittel – wirken sie? Frauen benutzen mehr pflanzliche Mittel als Männer, besonders zum Abnehmen. Nachdem einige Appetitzügler wegen Nebenwirkungen vom Markt genommen wurden, wenden sich viele den alternativen Mitteln in der Hoffnung auf ein Wundermittel zu. Obwohl „natürlich" für Sie vielleicht mit „unbedenklich" gleichzusetzen ist, sollten Sie pflanzliche Mittel mit der gleichen Vorsicht benutzen wie jedes andere Medikament. Es gibt mehrere Produkte, die den Anspruch haben, den Appetit zu zügeln, und die Verbrennung der Kalorien im Körper zu steigern. Jedoch sind sie sehr unterschiedlich in der Wirksamkeit. Der beste „natürliche" Weg, schlank zu bleiben, ist eine gesunde, fettarme Kost und regelmäßige körperliche Bewegung.

Pflanzliches Mittel	Was Sie darüber wissen sollten
Pflanzliche Abführ- und Entwässerungsmittel (z. B. mit Aloe, Rhabarberwurzel, Cascara, Senna, Kreuzdorn, Petersilie, Wacholder, Löwenzahnblätter)	Wenn Sie diese Mittel einnehmen, verlieren Sie eine Menge Körperwasser, jedoch kein Fett. Darüber hinaus könnte sich Ihr Darm bei längerem Gebrauch an die Mittel gewöhnen. Größere Flüssigkeitsverluste können zu einem niedrigem Kaliumspiegel im Körper führen. Letztlich kann dieser Mangel Störungen der Herzfunktion oder sogar Herzversagen verursachen.
Ingwer, Chili, Knoblauch, Algen, Eibischwurzel, Alfalfa	Einzeln oder in Kombination mit anderen Mitteln oder mit Abführ- und Entwässerungsmitteln ist ihre Wirkung nicht erwiesen.

Einige Narkoseärzte berichteten über wesentliche Veränderungen der Pulsfrequenz und des Blutdrucks bei einigen Patienten, die Heilpflanzenpräparate einnahmen.

Die Einnahme von Heilpflanzenpräparaten sollte etwa 2 bis 3 Wochen vor einer Operation eingestellt werden, damit sie nicht mehr im Körper vorhanden sind bzw. bis zur Operation abgebaut sind.

Wenn dies nicht möglich ist, ist es am besten, Sie bringen das Produkt in Originalverpackung mit in die Klinik, sodass der Narkosearzt genau feststellen kann, was Sie einnehmen und damit die Inhaltsstoffe für die Anästhesie berücksichtigt werden können.

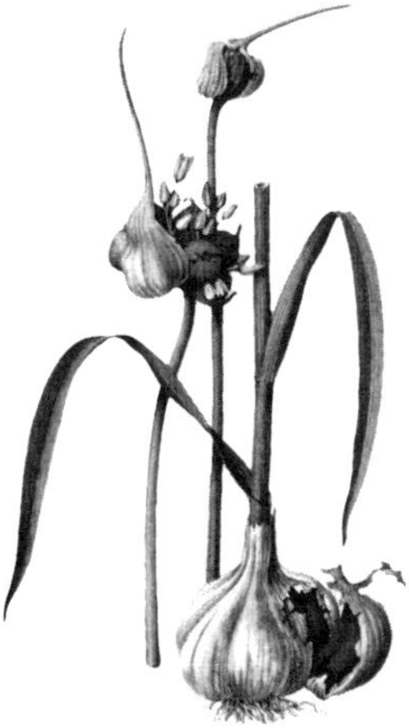

Knoblauch (Allium sativum)

Heilpflanzen – Testen Sie Ihr Wissen

Etwa 60 Millionen Amerikaner nehmen frei verkäufliche Pflanzenpräparate ein. Und auch in Deutschland ist die Einnahme solcher Präparate sehr beliebt. Allerdings sind Informationen über die Wirksamkeit und den sorgsamen Umgang mit pflanzlichen Präparaten häufig vage, missverständlich und widersprüchlich. Beantworten Sie die folgenden Fragen und vergleichen Sie Ihre Antworten mit den unten abgedruckten.

1. Richtig oder Falsch: Nahrungsergänzungsmittel wie zum Beispiel Vitamine, Mineralstoffe und pflanzliche Inhaltsstoffe, die auch in Arzneimitteln verwendet werden können und oft in arzneimittelüblichen Darreichungsformen wie zum Beispiel Tabletten, Kapseln oder Pulver erhältlich sind, unterliegen dem Arzneimittelgesetz. Nahrungsergänzungsmittel sind deshalb auch auf Wirksamkeit und Sicherheit geprüft worden.

2. Richtig oder Falsch: In wissenschaftlichen Studien wurde nachgewiesen, dass Ginkgo eventuell einen Gedächtnisverlust mindern kann, der durch eine geringe Durchblutung von Hirnarterien verursacht wird.

Die Einnahme von Pflanzenpräparaten ist sehr beliebt, allerdings mangelt es häufig an Informationen.

3. Richtig oder Falsch: Echinacea kann möglicherweise virale Infektionen, beispielsweise grippale Infekte, verhindern und heilen.

4. Richtig oder Falsch: Ginseng wird damit beworben, dass es die Widerstandskraft und sexuelle Leistungsfähigkeit erhöht und Müdigkeit und Alterserscheinungen verringert. In Wirklichkeit beeinflusst Ginseng die Körperfunktionen nicht.

5. Richtig oder Falsch: Die Einnahme des pflanzlichen Extraktes von Ephedra ist ein sicherer Weg, um abzunehmen und das erreichte Gewicht beizubehalten.

Antworten

1. Falsch. In der Tat gibt es einige Inhaltsstoffe aus Nahrungsergänzungsmitteln wie zum Beispiel Vitamine, Mineralstoffe und pflanzliche Inhaltsstoffe, die auch in Arzneimitteln verwendet werden können. Dennoch muss eine klare Abgrenzung von Arzneimitteln und Nahrungsergänzungsmitteln vorgenommen werden. Entscheidend dafür ist die objektive Zweckbestimmung. Das Gesetz über den Verkehr mit Arzneimitteln (AMG) definiert in § 2 Arzneimittel als „Stoffe, die dazu bestimmt sind, Krankheiten zu heilen, zu lindern, zu verhüten oder zu erkennen..." Das schließt Lebensmittel im Sinne des § 1 LMBG aus. Nahrungsergänzungsmittel sind nach diesem Gesetz Lebensmittel des allgemeinen Verzehrs, auch wenn sie sich von üblichen, gebrauchsfertigen Lebensmitteln dadurch unterscheiden, dass sie bestimmte Nahrungsmittelbestandteile wie Vitamine, Mineralstoffe, essentielle Fettsäuren, Proteine oder Kohlenhydrate in konzentrierter Form enthalten. Ein Stoff, der objektiv Arzneimittel ist, kann nicht durch den Willen des Inverkehrbringers zum Lebensmittel werden, auch nicht durch Angaben wie „kein Arzneimittel". Die Verkehrsauffassung kann sich jedoch wandeln: So können Arzneimittel auch als Lebensmittel verzehrt werden, wie etwa Kamillentee oder Pfefferminztee, je nachdem, ob Indikationen angegeben werden oder nicht. Festzuhalten bleibt aber immer: Nur ein entsprechend den Vorgaben des AMG vom Bundesinstitut für Arzneimittel und Medizinprodukte (BfArM) auf Wirksamkeit und Sicherheit geprüftes Produkt kann als Arzneimittel im Sinne des AMG vertrieben werden. Da sich die Wirksamkeit für die meisten der pflanzlichen Heilstoffe nach allgemeinen wissenschaftlichen Regeln nicht nachweisen lassen, gibt es auf dem Markt der zugelassenen Phytopharmaka nur Altpräparate, für die in einem Nachzulassungsverfahren oder aufgrund einer so genannten Monographie des BfArM von einer tradierten Wirksamkeit ausgegangen wird. Wissenschaftlich nachgewiesen ist die Wirksamkeit damit noch lange nicht, auch wenn manche Hersteller dies gerne so interpretieren und entsprechend bewerben.

Bei Altpräparaten von Phytopharmaka wird von einer tradierten Wirksamkeit ausgegangen. Ein Beweis für Wirksamkeit liegt allerdings nicht zwingend vor.

2. Richtig. Es wurden kontrollierte Studien durchgeführt, bei denen die Wirksamkeit von Pflanzenpräparaten in Abhängigkeit von exakten Dosen chemisch beständiger Pflanzenextrakte, nachgewiesen wurde. Dabei konnte eine signifikante, aber geringe Wirkung von Ginkgo auf die Gedächtnisleistung belegt werden.

3. Falsch. Echinacea kann die Dauer eines grippalen Infektes verkürzen und die Symptome lindern. Wissenschaftliche Studien konnten allerdings nicht nachweisen, dass Echinacea einen grippalen Infekt verhüten oder heilen kann. Es gibt sogar ernstzunehmende Hinweise darauf, dass Echinacea toxische Nebenwirkungen auf die Leber hat, wenn es über einen Zeitraum von mehr als 8 Wochen eingenommen wird. Für Echinacea gilt genauso wie für andere Pflanzenpräparate, dass die chemische Zusammensetzung unter anderem stark davon beeinflusst wird, welche spezielle Pflanzenart und welcher Pflanzenteil (z.B. Wurzel, Blätter, Stiel) verwendet wird. Ein therapeutischer Effekt konnte bei den folgenden Echinaceaarten nachgewiesen werden: E. purpurea (Bestandteile des Pflanzensafts), E. pallida (Wurzeln) und E. angustifolia.

4. Falsch. Pflanzenextrakte, also auch Ginseng, können genau wie Arzneimittel erwünschte Wirkungen und unerwünschte Nebenwirkungen haben. Obwohl Ginseng nicht jedes Versprechen über seine positiven Wirkungen einhält, haben Studien belegt, dass Panax Ginseng (das ist die am besten untersuchte Art) möglicherweise einen positiven Effekt auf das Immunsystem hat. Ginseng soll zudem dem Körper helfen, Stress zu bewältigen und Müdigkeit zu überwinden. Allerdings ist Vorsicht bei der Einnahme geboten: Ginseng kann Bluthochdruck und Schlaflosigkeit verursachen, die Herzschlagrate erhöhen und wenn er in erhöhten Dosen eingenommen wird zur Abhängigkeit führen. In wissenschaftlichen Studien konnte jedoch nicht nachgewiesen werden, das Ginseng die körperliche oder sexuelle Leistungsfähigkeit erhöht.

Ginseng kann einen positiven Effekt auf Ihr Immunsystem haben.

5. Falsch. Bei der Einnahme von Ephedra, einem Mittel das Herz und zentrales Nervensystem stimuliert, überwiegt das Risiko den Nutzen. Zu den Risiken gehören Kopfschmerzen, hoher Blutdruck, Schlaflosigkeit, Herzanfälle, Krampfanfälle, Psychosen und Schlaganfälle. Das Risiko nimmt zu, wenn Ephedra länger als eine Woche eingenommen wird, wenn die empfohlene Dosis überschritten wird oder wenn es zusammen mit koffeinhaltigen Produkten konsumiert wird. Für Menschen mit gesundheitlichen Problemen wie Diabetes, Herzkrankheiten, Bluthochdruck oder Anfallsleiden ist es noch riskanter, Ephedra einzunehmen. ❒

Hier erhalten Sie weitere Informationen über pflanzliche Arzneimittel

- Schulz und Hänsel: Rationale Phytotherapie, Springer Verlag
- Weiß/Fintelmann: Lehrbuch der Phytotherapie
- Monographien der Kommission E (Phyto-Therapie) des Bundesinstituts für Arzneimittel und Medizinprodukte. Internet- Adresse: www.bfarm.de/. Klicken Sie auf der Startseite auf den Button „Arzneimittel“ und dann auf „Weitere Informationen zu Arzneimitteln“.

Bundesinstitut für Arzneimittel und Medizinprodukte,
Kurt-Georg-Kiesinger-Allee 3, 53175 Bonn,
Tel. 0228 - 207 30, Fax: 0228 - 207 5207.

Was Sie beim nächsten Mal Ihren Arzt fragen wollen:

Mayo Clinic Gesundheits-Brief

Gesundheitstabelle	**männlich/ weiblich**	**Normbereiche**
Blutsenkungsgeschwindigkeit (in mm/h)		
	m	2 – 13
	w	4 – 20
Blutkörperchen (in Tsd/µl)		
Erythrozythen		4.2 – 5.9
Leukozyten		4 – 10
Leberwerte (in U/L)		
Gamma GT	m	< 55
	w	< 39
GOT	m	< 50
	w	< 35
GPT	m	< 50
	w	< 35

Bei diesen Angaben handelt es sich um ungefähre Werte. Wenden Sie sich bei Fragen in jedem Fall an einen Arzt Ihres Vertrauens. Nur er kann eine richtige Diagnose stellen.

Gesundheits-Pass

	männlich/ weiblich	Normal	Grenzwert	Risikowert
Blutfettwerte (in mg/dl)				
Cholesterin (gesamt)		unter 200	200 – 250	über 250
LDL-Cholesterin		unter 150	150 – 200	über 200
HDL-Cholesterin	m	über 55	55 – 35	unter 35
	w	über 65	65 – 45	unter 45
Triglyceride		bis 175	175 – 300	über 300
Harnsäure im Blut (in mg/dl)				
	m	2,0 – 7,0	7,0 – 8,0	über 8,0
	w	2,0 – 5,7	5,7 – 7,5	über 7,5
Blutzucker (nüchtern, in mg/dl)				
		65 – 100	100 – 130	über 130
Blutdruck (in mm/Hg)				
systolisch (hoher Wert)		unter 140	140 – 160	über 160
diastolisch (niedriger Wert)		unter 90	90 – 95	über 95